AF300202

LA
PRATIQUE DU MASSAGE

CONFÉRENCES

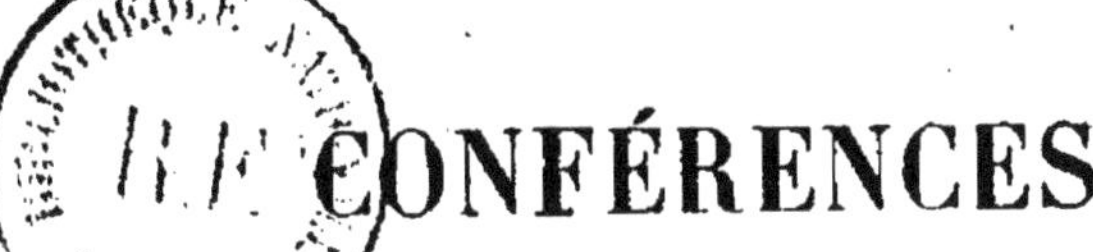

FAITES AUX ÉCOLES D'INFIRMIERS ET INFIRMIÈRES

DES HÔPITAUX DE PARIS

Avec 33 figures démonstratives en simili-gravure

PAR

Le Dr de FRUMERIE

DE LA FACULTÉ DE MÉDECINE DE PARIS

Deuxième Edition

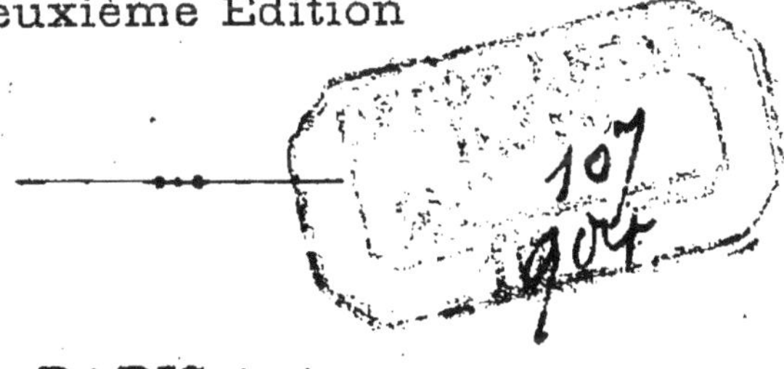

PARIS (VIe)

VIGOT FRÈRES, ÉDITEURS

23, Place de l'École-de-Médecine, 23

1904

LA
PRATIQUE DU MASSAGE

OUVRAGES DU MÊME AUTEUR

Massage gynécologique (Méthode Thure Brandt).
Paris, 1897.

La pratique du massage, Paris, 1900.

Le massage direct du foie et des ⸗oies biliaires. Thèse. Paris, 6 juin 1901.

Massage pour tous. Paris, 1901.

La gymnastique de chambre sans appareils.
Paris, 1903.

Le massage abdominal. Paris, 1903.

Cours de massage accessoire des soins d'accouchements, Paris, 1904.

Notions de traitement manuel, Leçons de massothérapie et de kinésithérapie faites dans le service de
M. le professeur Gilbert à l'hôpital Broussais, 1903.
Paris, 1904.

LA
PRATIQUE DU MASSAGE

CONFÉRENCES

FAITES AUX ÉCOLES D'INFIRMIERS ET INFIRMIÈRES
DES HÔPITAUX DE PARIS

Avec 33 figures démonstratives en simili-gravure

PAR

Le Dʳ de FRUMERIE

DE LA FACULTÉ DE MÉDECINE DE PARIS

Deuxième Edition

PARIS (VIᵉ)

VIGOT FRÈRES, ÉDITEURS

23, Place de l'École-de-Médecine, 23

1904

INTRODUCTION

DE LA PREMIÈRE ÉDITION

Avant d'aborder le fond du sujet, Mesdames et Messieurs, je dois vous donner nettement mon opinion et ma manière de voir sur le massage.

J'ai mainte et mainte fois entendu répéter dans les hôpitaux, où j'avais été invité à faire des séances de massage : « Oui ! Faites donc un peu de massage, cela ne fera pas de mal. » — Mot caractéristique, en vérité, et qui montre que, pour bien des gens encore, le massage, loin d'avoir une portée scientifique, n'est considéré que comme une pratique empirique. Eh bien ! quand nous serons arrivés à la fin de ces séances, que j'essayerai de faire plus pratiques que théoriques, il vous apparaîtra, je l'espère, qu'il y avait à prononcer de telles paroles une grande imprudence, et qu'en réalité le massage doit être considéré comme une branche sérieuse de la thérapeutique. Je n'ai pas besoin de vous dire, n'est-ce pas, que, devant une invitation formulée en de tels termes, j'ai cru devoir m'abstenir. — Il ne faut pas, en effet, se contenter de faire seulement « un peu de massage » ; il faut que le massage soit sérieusement entrepris, que le cas soit bien étudié et que l'on sache pourquoi l'on masse. Mais ce n'est pas tout, il faut aussi et surtout savoir distinguer les cas où le massage est indiqué et ceux où il est contre-indiqué. S'il est des cas dans lesquels l'indication du massage est formelle, incontestable et incontestée, il en est d'autres pour lesquels l'utilité du massage n'est pas établie, au contraire.

Supposons, par exemple, un cas de phlébite, ou une fracture du fémur, ou encore une arthrite blennhorragique aiguë. — Dans ces cas, faut-il s'abstenir ? Je me garderai bien de le soutenir. Mais je dis d'abord que, dans ces divers cas, il convient de ne pas précipiter les choses ; il faut savoir attendre et surtout ne pas tenter le traitement avant de connaître parfaitement la technique du massage. Ce sont donc des cas que vous devez considérer comme des contre-indications ; car, certainement, les quelques séances que je dois vous consacrer ne sont pas suffisantes pour vous permettre, sans une plus longue préparation, de tenter l'épreuve vous-mêmes. Ce qu'il faut surtout que vous reteniez, cependant, c'est que le massage ne convient pas seulement au traitement des entorses, comme on le prétend trop souvent encore.

PRÉFACE

DE LA SECONDE ÉDITION

La première édition de *la pratique du massage* étant épuisée, les éditeurs nous en demandent une autre.

Les cours que nous faisons depuis 1899, dans les quatre Écoles d'Infirmiers et Infirmières des Hôpitaux de Paris, nous ayant appris la supériorité de l'enseignement pratique sur la théorie, nous avons cru devoir changer l'ordre de cet enseignement. Nous avons aussi cherché à souligner la grande division du massage, en *massage général*, qui peut être confié à un masseur ou à une masseuse ordinaire — un infirmier ou une infirmière, — et le *massage local et plutôt médical*, qui doit rester le domaine du médecin-spécialiste. *Les notions générales* sur ce massage, exposées dans ce petit ouvrage, doivent donc être considérées comme un complément aux enseignements que donne le médecin quand il confie, sous son contrôle et sa responsabilité, un cas simple du massage médical à un praticien non médecin.

HISTORIQUE

Nous ne chercherons point quels furent les premiers masseurs et les moyens qu'ils employaient en Chine et en Egypte. Citons seulement *Cong Fou* (2698 ans avant J.-C.), dans les « tours de force » duquel on a voulu voir l'origine du massage.

C'est le médecin *Herodikos* qui aurait enseigné aux Grecs l'art de masser les fractures, et c'est de lui qu'*Hippocrate*, le père de la médecine, avait appris à se servir d'un procédé qu'il recommandait, lui-même, aux médecins de son époque.

Hippocrate professait, en effet, que « le massage peut relâcher, resserrer, donner l'embonpoint, amaigrir ; la friction rude peut resserrer, la friction molle relâcher, la friction prolongée amaigrir, la friction moyenne donner de l'embonpoint. »

Le moyen âge ignore oublie le massage et ce n'est que vers 1567-75, que deux médecins français, *du Choul* et *Ambroise Paré*, en parlent, pourtant comme un moyen plutôt hygiénique que thérapeutique.

La gymnastique médicale naît en 1708 avec *Hoffman*, et *Tissot* en parle en 1780.

Bonnet, 1853, en France, recommande ardemment l'emploi du massage et de la gymnastique dans le traitement des affections articulaires.

Cependant, c'est *Ling* (1776-1839), qui met la gymnastique en système et devient son vrai promulgateur ; puis, *Estradère* en 1863, fait une étude approfondie sur le massage (*Thèse*, Paris, 1863). Je trouve cependant injuste ce que disent Forgue et Reclus : « cette pratique si française, que les étrangers en ont copié les termes, nous est revenue de l'étranger compliquée et inutilement surchargée par Mezger, par With, par Norström, par Reibmayer. » Que les origines soient françaises, que l'on ait massé quelque part en France d'une manière rationnelle, soit, mais le vrai massage, débarrassé de son attirail inutile de termes et d'outils, ne s'est pas développé en France, mais en Hollande et dans les pays scandinaves, surtout en Suède et dernièrement en Allemagne.

C'est dans le but de contribuer à la vulgarisation d'une vraie *méthode* raisonnée et scientifique pour l'exécution du massage et à l'instruction de bons masseurs et masseuses qui *savent travailler d'après les prescriptions des médecins*, AYANT EUX-MÊMES ÉTUDIÉ LE MASSAGE, *que je travaille depuis une dizaine d'années dans les hôpitaux de Paris*. Le traîtemeut des empiriques dangereux deviendra ainsi à la longue impossible.

Ce qui est certain, cependant, c'est que le massage fut d'abord mis en usage par les rebouteurs, qui obtinrent ainsi la plupart de leurs succès ; et c'est peut-être pour cela que les médecins, jusque dans ces derniers temps, ont semblé le mépriser. Cependant, à l'heure actuelle, le massage a repris une place justement méritée en thérapeutique.

C'est *Mezger* que l'on peut appeler le père du massage et *Thure Brandt* en a développé une branche, le massage dans les maladies de la femme. Mezger a très peu publié des travaux, bien qu'il ait fait de nombreux élèves. Ce sont surtout des médecins scandinaves (suédois, norvégiens et danois), qui étudièrent chez lui ses pratiques et ses doctrines. La Scandinavie est aussi le pays où le massage méthodique est employé et développé depuis une trentaine d'années.

DIVISION DES MATIÈRES

Les agents physiques thérapeutiques sont :

1° L'*aëro-* et l'*hydrothérapie*.
2° Le *traitement manuel*.
3° L'*électro-* et la *photo-thérapie*.

Le traitement manuel se compose de *massage* et de *gymnastique médicale*.

Le massage peut être *local* ou *général* ; le premier est *médical* et ne doit être fait que par un médecin ; le second est du domaine du masseur ordinaire.

Le traitement par le massage s'appelle masso-thérapie ; son adjuvant indispensable, la kinési-thérapie, traite de la guérison des affections par les mouvements, dont le système le plus rationnel est la gymnastique suédoise (Ling).

Mais, il faut vous dire que, outre le traitement manuel par le massage et la gymnastique médi-cale, on a aussi un système mécanique dans le-quel des machines remplacent la main humaine.

1.

L'inventeur de ce système est *Zander* ; on appelle cette branche la *mécanothérapie*.

— Chacune de mes conférences sera divisée en deux parties égales. Au début, je vous ferai une conférence théorique ; pendant la seconde partie, je vous montrerai comment se font les exercices pratiques et je vous questionnerai sur ce que j'aurai pu vous apprendre pendant la leçon précédente.

QUALITÉS CHEZ CELUI QUI MASSE

De ce qui précède il ressort que le masseur et la masseuse, ne doivent pas seulement connaître parfaitement les cas où il faut masser et la technique du massage ; il faut qu'ils aient aussi une connaissance assez complète de l'anatomie de l'endroit où l'on doit opérer, de la physiologie et de la pathologie. Ce n'est pas à moi de vous faire un cours d'anatomie, mais pour expliquer les différents procédés il me faut vous rappeler ce qui se trouve sous la peau (muscles, aponévroses, tendons, vaisseaux, nerfs, et tissu conjonctif, recouvrant le squelette).

Il n'est nullement nécessaire, pour faire un bon masseur, de disposer de forces herculéennes, bien que vous trouviez naturellement chez celui qui masse beaucoup, les muscles du membre supérieur très développés ; spécialement un muscle de la main, le palmaire cutané, qui, en général, est très peu développé, prend des dimensions plus considérables chez le masseur. Pour un être débile et faible le massage est pourtant fatigant et le masseur doit bien apprendre à respirer largement et profondément pendant qu'il fait du massage, s'il ne veut pas fatiguer son cœur. Il faut aussi travailler tranquillement et *sans nervosité*. Le tapotement surtout et les vibrations sont très fatigants. Nécessairement il faut que le masseur sache bien palper une région et qu'il se soit également exercé à se servir des deux mains.

La main idéale pour faire du massage est une main souple et pas trop petite ; celui qui sue des mains n'est point apte à cet exercice. On a proposé dans ce cas de tremper les mains dans l'alcool et de les saupoudrer avec de l'acide salicylique pulvérisé.

Le massage doit-il éveiller de la douleur ou être agréable ? Il doit plutôt être agréable. On peut dire, en général, que *le massage qui fait mal, est mal fait.* Le traitement d'une entorse du pied et des névralgies intercostales, par exemple, est cependant, au début, nécessairement un peu douloureux ; mais bien exécuté, l'effleurage et le tremblement amènent bientôt l'anesthésie.

PREPARATION DE L'ENDROIT
A MASSER

L'intégrité de la peau du malade est une condition absolue et nécessaire pour exécuter le massage. Les applications de teinture d'iode, de liniments et autres topiques sont donc contraires à ce traitement, et il faut souvent, avant de masser, soigner une peau qui a souffert de l'application de médicaments irritants. Nettoyez et désinfectez l'endroit à masser, ainsi que vos mains, dont les ongles doivent être coupés courts et arrondis. Vous ne devez pas non plus porter des bagues !

Une propreté minutieuse est, naturellement, de rigueur. On connaît des cas, où la main de l'opérateur a provoqué des affections cutanées, des poussées d'eczéma, disséminé des pyodermites ou bien transmis d'un malade à un autre diverses affections. Il est, en effet, démontré que le frottement de la peau favorise les infections superficielles cutanées et des follicules pileux.

Le massage général de tout le corps ou des grandes parties du corps est, en effet, exécuté sur le linge d'après le système employé à Londres par

Kellgren, et j'insiste sur ce procédé pour plusieurs raisons. On ne risque pas d'infecter la peau ni de faire prendre froid au sujet. Mais quand il s'agit du massage énergique d'une partie limitée du corps, par exemple le genou, on masse directement sur la peau, et alors il faut la ménager par un corps adoucissant. Dans ce cas, si la peau est recouverte de poil épais et nombreux, il faut, quelquefois, préalablement la raser, afin d'éviter l'irritation des follicules pileux.

Comme corps adoucissants on s'est servi : de vaseline, de cold-cream, de paraffine liquide (dont quelques gouttes suffisent), de glycérine, d'huile, d'axonge, non benzoïnée, de poudre d'amidon, ou d' « Ondine », de talc (et d'un mélange en parties égales des deux), de poudre de savon ou d'eau savonneuse. Très favorable est un savon préparé avec de la glycérine et un peu d'alcool (1). Il ne faut, cependant, pas masser sous l'eau un rhumatisant qui est exposé aux refroidissements et jamais un goutteux.

Soyez sobre en appliquant le corps adoucissant pour ne pas perdre la finesse du tact, nécessaire au masseur.

Trop d'onguent porte préjudice à la sûreté de la main et à l'exactitude de la palpation.

---

(1) Savon de Marseille. . . . . , . .   1 kil.
    Glycérine. . . . .   500 gr.
    Alcool à 90°. . . . .   50 gr.

La vaseline, la plus usitée, a des inconvénients ; surtout quand elle est impure elle provoque des éruptions artificielles sur une peau irritable.

Je vous préviens, cependant, de ne jamais masser directement sur la peau sans un corps adoucissant, surtout quand la main doit glisser sur les téguments (effleurage et pétrissage). L'épiderme s'enlève, en effet, plus facilement que l'on ne croit, ce qui occasionne des douleurs très vives et oblige à interrompre le traitement parfois assez longtemps, au détriment du malade.

Mais, je déconseille absolument le massage avec des liniments ; par l'usage en abondance d'un corps gras, on perd la finesse du tact et la faculté de pincer la peau à volonté. Les liniments et les onguents irritants abiment aussi les mains de l'opérateur.

Après le massage d'un genou, d'un cou-de-pied, etc., dans le cas d'entorses, généralement avec épanchement, il est très favorable de faire une légère compression, une fois la séance finie. On se sert alors, de préférence, d'une bande de crêpe Velpeau ou de flanelle sans couture ou avec des coutures plates. Si l'on n'a pas autre chose qu'une bande en toile, on doit envelopper préalablement le membre avec un peu de coton avant l'application de la bande. Pour exercer une compression sur les culs-de-sac de la synoviale, j'applique de petits tampons trempés dans de l'eau, ou bien des morceaux de plomb en feuilles, coupés à point. Si la peau semble irritée, il ne faut pas omettre d'oindre le membre d'une couche de pommade à l'oxyde de zinc épaisse pour éviter le contact direct de la peau et de la bande compressive (1).

Il ne faut pourtant jamais garder la compression trop longtemps, parce qu'elle contribue à l'atrophie des tissus, affaiblit en provoquant des désordres circulatoires et en donnant au membre par le pansement un soutien qui n'est pas naturel. En la supprimant, envelopper l'endroit d'un morceau d'étoffe pour ne pas risquer que le sujet prenne froid.

Il est assez difficile de bien appliquer une bande et surtout de la serrer à point. N'oubliez pas le grand danger (gangrène) qu'il y a à trop serrer l'avant-bras dans la fracture du radius et dans les affections du poignet et de la main. La bande en caoutchouc, je ne l'aime pas beaucoup ; elle serre facilement par trop, gêne l'excrétion entamée et est assez désagréable pour le malade.

J'appelle votre attention sur l'utilité que présente aussi l'hydrothérapie comme adjuvant au traitement manuel dans le traitement de plusieurs

____

(1) Je vous fais observer que je ne vise pas ici les compresses humides recouvertes de taffetas gommé ou de flanelle pour empêcher l'évaporation et retenir la chaleur, dont on se sert avantageusement au début des affections articulaires, *sans compression.*

affections et spécialement des entorses (Reclus).
Il suffit de soumettre à l'action d'un robinet d'eau
froide le membre malade, trois ou quatre fois par
jour, entre les séances de massage (réserve faite
pour les rhumatisants).

— Entrons maintenant en matière et faisons la
description détaillée des différentes manipulations
du traitement manuel. Je vous prie de prendre
quelques petites notes, et ceux qui savent dessi-
ner ne doivent pas oublier de copier les dessins
que je vous montre pendant mes conférences et
qui rappelleront à vos yeux, quand vous aurez
un massage à exécuter, quels mouvements devront
effectuer vos doigts et vos mains.

Vous verrez que masser ne veut pas dire tri-
poter la chair n'importe comment ; il faut le faire
d'une certaine façon et dans une certaine direction, dont vous vous rendrez bien compte après
quelques séances. De cette façon vous obtiendrez
les résultats merveilleux que donne un massage
fait par une main expérimentée et dirigée par
l'instruction et l'intelligence. Il faut aussi que le
membre malade soit placé dans une certaine position, afin que les muscles soient parfaitement
relâchés, ce qui est une chose capitale.

ATTITUDE DU SUJET ET DE L'OPÉRATEUR

Le malade doit être placé dans une attitude favorable au relâchement des tissus, et l'opérateur cherchera une position qui rende son travail, déjà assez fatigant, le plus commode possible.

De même que les muscles doivent être tout à fait relâchés pendant le massage, il faut, en traitant une articulation, qu'elle reste dans une flexion moyenne. De cette façon, la capsule, les ligaments et les tendons insérés dans le voisinage ne sont pas tendus. Voilà pourquoi on met, en traitant :

L'*épaule* le bras soulevé et en légère abduction et porté successivement en avant, en dehors et un peu en arrière et en bas ;

Le *bras*, sous un angle de 45° avec le tronc ;

Le *coude*, dans un angle de 120°.

Le *poignet*, tout droit ;

Pour la *hanche*, on fait en sorte que la cuisse forme un angle de 120° par rapport au tronc, en légère abduction et rotation en dehors ;

Le *genou*, légèrement fléchi ;

Le *cou-de-pied*, en légère flexion.

DURÉE DE LA SÉANCE

Une question banale que l'on vous pose souvent

est celle-ci : « combien de temps doit durer une séance de massage ? » Voici ma réponse : « quelques minutes, peut-être un quart d'heure, si l'on sait masser ; l'ignorant a besoin d'un temps infini et obtient peu de résultats. Il se fatigue lui-même et ennuie le malade ».

Il ne faut pas croire que c'est d'après la durée de la séance que l'on doit juger l'effet obtenu. Cependant, il y a des limites qu'il faut observer. Ainsi, le massage général demande nécessairement plus de temps que le massage local ; ce dernier ne peut guère être bien fait en moins de dix minutes à un quart d'heure, et le massage général demande une bonne demi-heure.

Mieux valent deux séances quotidiennes et plus courtes qu'une longue, surtout dans les cas aigus, où la sensibilité est notable. A mesure que l'effet obtenu se montre durable, on doit, de l'autre côté, espacer les séances.

FORCE A EMPLOYER

On ne masse pas toutes les affections ni tous les individus avec la même force (1).

(1) GALIEN nous a déjà dit, à propos du massage, qu'il faut « tâter la susceptibilité, non seulement de chaque malade mais même de chaque organe à masser ».

Un épanchement sanguin, surtout s'il est articulaire, exige une intervention douce et superficielle de toute nécessité. Un exsudat organisé demande, nécessairement, s'il est entouré par des masses musculaires épaisses, un massage plus énergique que les organes situés superficiellement.

Un individu fort et bien nourri doit être massé plus énergiquement qu'un sujet maigre et débile, un enfant ou un vieillard ; notons l'extrême délicatesse de la peau de l'enfant.

Les organes internes demandent un massage d'une douceur tout à fait exceptionnelle.

Mais, même quand on doit masser fortement. il ne faut jamais intervenir ni brutalement, ni brusquement. Il faut *amorcer* l'endroit à traiter et ne jamais rester trop longtemps à la même place, ni procéder tout le temps avec la même force.

MASSAGE CALMANT ET STIMULANT

Certaines manipulations sont toujours plus ou moins stimulantes, comme le pétrissage, l'écrasement et le tapotement. La vibration peut-être calmante ou stimulante, selon la façon de son exécution. L'effleurage peut aussi avoir l'un ou l'autre effet : calmant, quand il est superficiel et dirigé dans le sens centrifuge, il devient stimulant comme effleurage profond, surtout quand on le dirige vers le centre (sens centripète).

CONSEILS A DONNER AU SUJET

Une question qui se pose naturellement est celle-ci : Le malade doit-il garder le lit ou bien remuer un peu, ou peut-il vaquer à ses occupations ? La réponse dépend évidemment des circonstances. Le rebouteur, après avoir fait un brusque mouvement sur un membre luxé ou pris d'entorse, dit : « Allons, crac, ça y est ; » puis, il laisse le malade s'en aller bien ou mal, et celui-ci, suggestionné, se sert de ses dernières forces pour tirer un profit parfait de sa guérison miraculeuse. Mais nous qui étudions le traitement manuel avec toutes les ressources de la science, nous ne devons pas compter sur des facteurs aussi incertains.

Nous allons maintenant discuter les différents cas. Il est clair qu'il y a une très grande différence selon que l'on traite une affection des membres inférieurs ou des autres parties du corps. La règle générale est celle-ci : laisser le malade marcher, s'il le peut, sans trop se fatiguer ; « le mouvement, c'est la vie ! »

S'il s'agit d'une luxation ou d'une entorse du pied, ou du genou, il est, cependant, plus prudent de conseiller au malade le repos pendant quelques jours au lit, en faisant la compression du membre dans l'intervalle des deux séances journalières. Très utile est une gouttière postérieure en plâtre sous la bande compressive, dans les affections du genou, pour empêcher la compression des vaisseaux principaux du membre inférieur. Pendant les premiers jours et surtout la nuit on soulève volontiers le membre lésé, de façon à ce que le pied soit plus haut que la hanche, ce qui facilitera la circulation veineuse et ralentira la circulation artérielle dans le membre inférieur, c'est-à-dire diminuera la stase du sang et la pression sur les nerfs, ce qui éveille la douleur.

Les premiers essais de marche se feront toujours les pieds bien chaussés (non pieds nus ou avec des chaussures sans talons qui chaussent mal), mais il n'est nullement besoin de béquilles ou de canne. Le malade s'appuiera de préférence sur les meubles ou sur une chaise qu'il transportera avec lui. Il ne doit jamais rester immobile sur place, mais circuler, la tête bien droite, pendant quelques minutes seulement pour commencer. Pour la première fois, il se contentera de faire le tour de son lit. S'il ne souffre pas après ce premier essai, il peut se lever quelques instants dans la même journée encore, et quelques jours après, une fois toutes les heures, pendant quelques minutes.

MANIPULATIONS

Les manipulations du massage se divisent naturellement en :

1. *Effleurage,*
2. *Pétrissage,*
3. *Ecrasement* (1),
4. *Tapotement (frappement, claquement),*
5. *Vibration.*

En outre, on est habitué à adjoindre en France au massage des mouvements passifs et actifs qui appartiennent, en réalité, à la gymnastique médicale.

Comme j'ai dit tout à l'heure, ce n'est que dans ces dernières années que les médecins ont commencé à s'occuper du traitement manuel. Ils ont alors cherché à se rendre compte de quelle manière agit le massage pour effectuer la guérison, et je m'efforcerai aussi de vous montrer quelques

(1) Appelé jusqu'ici friction, mot qui demande à être changé pour plusieurs raisons.

expériences expliquant les effets physiologiques du massage.

Il est vrai que, lorsque vous aurez à vous occuper du massage vous serez toujours dirigés par un médecin, mais les malades qui réclament vos soins dans les hôpitaux sont nombreux, et le médécin n'aura pas toujours le temps de vous initier à tous les détails. Voilà pourquoi je chercherai dans mes conférences à ne pas seulement vous montrer l'exécution pratique des diverses manipulations, mais aussi à vous expliquer les théories du traitement dans la mesure du possible. En bien comprenant *pourquoi* on fait tel ou tel mouvement, vous vous souviendrez aussi bien mieux de la manipulation à exécuter.

Après avoir fait la description des différentes manipulations je vous parlerai du massage :

1° des muscles ;

2° des articulations.

Et pour rendre l'enseignement plus concret, je veux vous décrire le massage :

1° du membre supérieur (avant-bras, bras),

2° du membre inférieur (jambe, cuisse),

3° du dos,

4° du thorax,

5° de l'abdomen,

6° du cou.

Parmi les articulations, je veux m'occuper spécialement de l'article le plus compliqué du corps humain, le genou, et ensuite : du coude, de la hanche, de l'épaule, du poignet, des doigts et de la main, du pied et du cou-de-pied.

Finalement, je ne veux pas omettre de vous dire quelques mots sur « le massage général » et le massage des fractures récentes. Pour le massage du cœur, des yeux, des oreilles, le massage contre les névralgies, le massage en gynécologie et en orthopédie je me contenterai seulement de vous les mentionner, ces cas étant du ressort du médecin-spécialiste.

En exécutant le massage, vous entendrez souvent parler de l'emploi de l'électrothérapie, c'est-à-dire de la guérison par l'électricité (courants induits et courants continus, etc.). Je veux seulement vous rappeler que beaucoup d'effets thérapeutiques attribués à l'électricité appartiennent aussi bien au massage, rationnellement exécuté. Tout ceux qui ont éprouvé les effets d'un courant électrique connaissent son influence sur les nerfs. Il est vrai aussi que le massage influence non seulement les muscles, mais encore et principalement les nerfs, ce qu'il ne faut jamais oublier.

— En étudiant *l'effet physiologique* du massage il importe de considérer :

1° l'effet *local* ou mécanique et
2° l'effet *général* ou dynamique.

Le premier est assez bien étudié de nos jours. Le second ne se base, en réalité, encore que sur des hypothèses. Cet effet résulte du réflexe produit par l'excitation des nerfs sensitifs. Il se décèle par une vaso-constriction passagère, bieniôt suivie par une vaso-dilatation, laquelle dure plus longtemps. Le massage général est diurétique, fait augmenter la taux d'urée des urines et il est suivi après quelque temps d'une élévation de l'excrétion d'acide urique.

Le massage agit directement sur la circulation veineuse et lympathique et fait résorber les liquides épanchés et extravasés.

A). DESCRIPTION DES DIFFÉRENTES MANIPULATIONS

EFFLEURAGE (Fig. 1, 2, 3, 4, 5, 6, 7).

Effleurage veut dire que la main entière ou la pulpe d'un ou de plusieurs doigts, selon l'étendue de l'endroit à masser, s'applique sur la peau et suit les reliefs de l'endroit à traiter. Le mouvement doit être souple et élastique et on l'exécute généralement des extrémités vers le cœur (1) ; c'est ce qu'on appelle direction centripète. Je dois vous dire qu'un bon observateur en cette matière, Brandt, prétendait que dans les cas de neurasthénie, où certainement un effleurage général a un effet calmant, la direction de l'effleurage se fait plus favorablement en allant du centre (le cœur) à la périphérie, ce qu'on appelle direction centrifuge.

L'effet physiologique de l'effleurage est double, *visible* et *invisible*. Chacun sait qu'en frottant la peau elle devient rouge. C'est une hypérémie

---

(1) Mais cette règle comporte des exceptions. Comparez le massage du dos.

active, produite par l'irritation des tout petits vaisseaux qui irriguent la peau (1). Mais outre

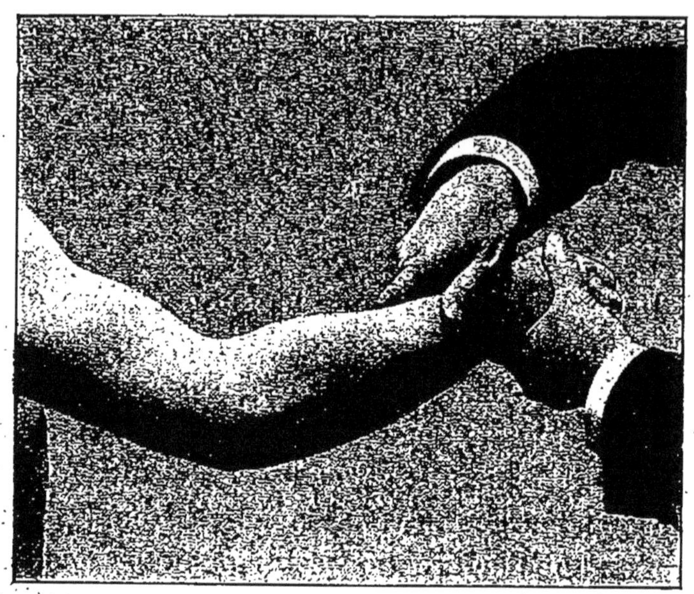

Fig. 1.

les vaisseaux la main effleurante touche aussi les terminaisons nerveuses, finement éparpillées dans la peau même. Vous savez bien qu'en touchant la peau par une pression plus ou moins forte, vous réveillez une sensation agréable ou

(1) WEIR MITCHELL a démontré l'augmentation des globules rouges et blancs dans la région massée ; LASSAR, l'augmentation du courant lymphatique par le massage et les mouvements passifs.

désagréable, pouvant aller jusqu'à la douleur.
Voici donc le double effet de l'effleurage :

Déplétion des vaisseaux et anesthésie relative.

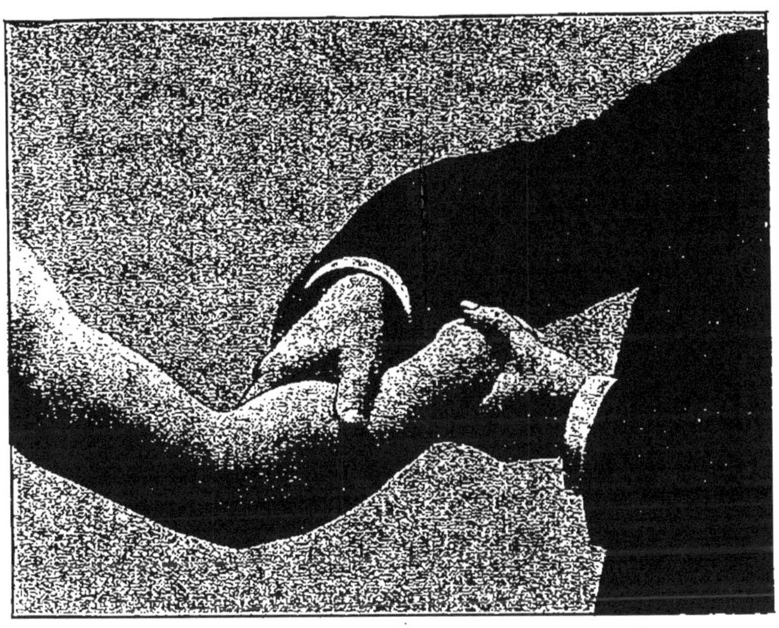

Fig. 2.

Vous verrez de suite que la manière dont on exécute cet effleurage n'est pas indifférente.

L'influence de l'effleurage sur les terminaisons nerveuses est *directe* et *indirecte*. De la première nous avons déjà parlé, mais la seconde est de beaucoup la plus importante. C'est cette influence sur les centres nerveux que l'on observe en effleurant dans la neurasthénie. La manipula-

2.

tion diminue l'excitation du système nerveux, en agissant d'une façon calmante mais dont on ignore la vraie raison.

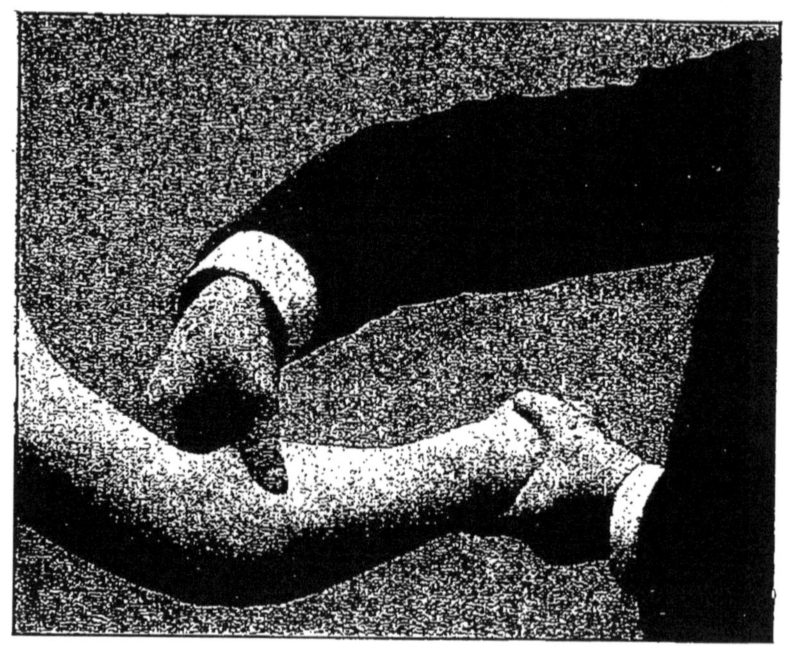

Fig. 3.

Je vous rappelle qu'il y a deux espèces de vaisseaux, les artères qui charrient le sang nourricier, et les veines et les lymphatiques qui débarrassent l'organisme des déchets.

Si vous effleurez dans la direction centripète, vous influencez surtout les vaisseaux les plus superficiels, c'est-à-dire les veines. Dans la couche superficielle ces vaisseaux ont un volume

minime, ils n'ont pas beaucoup de valvules (1), et,
pour les vider de leur contenu, c'est-à-dire faciliter
le refoulement des déchets, il faut évidemment
exécuter l'effleurage de telle façon que le contenu
ne retourne pas aux plus fines ramifications. Voilà
pourquoi on laisse une main suivre l'autre avant
que la première ait quitté le contact de la peau.
Pour être à même de suivre ce précepte dans
l'exécution de l'effleurage (voyez les figures 1-6),
il est préférable de remplacer le bras malade sur
un coussin et de masser avec les deux mains. Ainsi
pour l'effleurage, on fera prendre la même position que pour l'exécution du pétrissage (fig. 10).
L'effleurage active la nutrition de la peau, il la fait
respirer et vivre.

Une expérience de v. Mosengeil (2) démontre

(1) Le nombre des valvules des veines diminue avec
l'âge ; elles peuvent même totalement disparaître ; la gêne
circulatoire augmente donc avec les années.

La direction du sang noir n'est pas indifférente à connaître, car il ne faut pas masser à contre-courant : pour le
membre supérieur, sachez qu'à la main la circulation veineuse superficielle prédomine ; à l'avant-bras et au bras,
c'est la circulation profonde. Donc, agissez plus profondément au bras qu'à la main.

Pour le membre inférieur, sachez qu'au pied, le sang va
de la profondeur vers la périphérie. A la jambe et à la
cuisse, il va des veines superficielles vers les veines profondes ; ici encore l'irrigation profonde prédomine à mesure
qu'on se rapproche du cœur.

La circulation lymphatique est, elle aussi, de par ses
valvules, centripète.

(2) Un drain de caoutchouc, fixé sur une planche horizontalement placée ; le drain rempli d'eau et un de ses

bien l'effet du massage sur le système vasculaire.

Vous pouvez aussi faire une expérience du même genre sur le malade même. Choisissez une

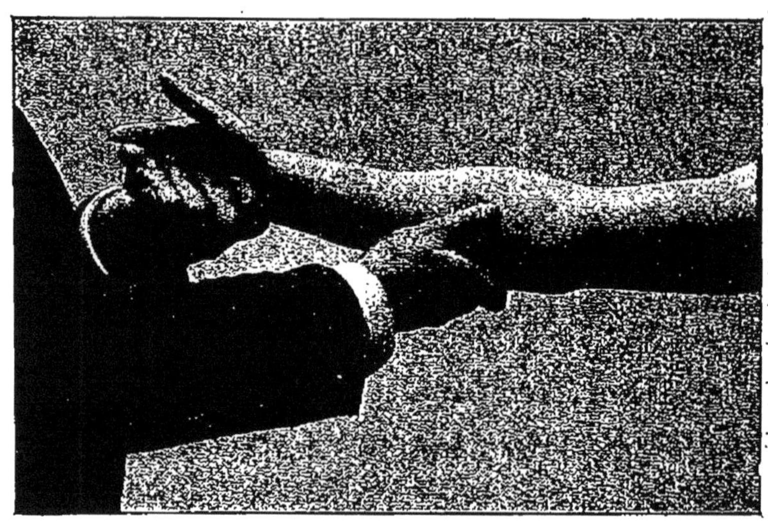

Fig. 4

personne dont les veines superficielles du bras soient bien distendues, et vous observerez, en effleurant, que non seulement le tronc principal se vide, mais que le sang est aussi attiré hors des branches collatérales. BUCHHEIM a fait la même

bouts plonge dans l'eau. Par des pressions digitales dans le voisinage du bout plongé dans l'eau, on peut faire couler de l'eau par l'autre bout que l'on a soulevé au-dessus de l'horizontale (comparer la pompe aspirante dont la soupape remplace les pulpes des doigts.

expérience pour les vaisseaux lymphatiques.

Jawadski et Loven ont montré que les injections sous-cutanées sont mieux résorbées par l'excitation du système veineux et surtout des lym-

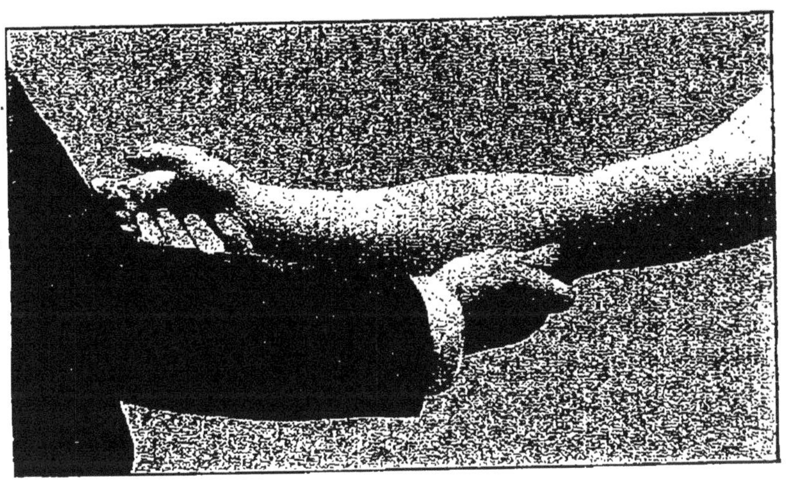

Fig. 5

phatiques, et plus rapidement si le massage est longtemps continué.

Il faut vous rappeler que je ne masse qu'exceptionnellement avec les pouces seuls ; je me sers de mes dix doigts. L'avantage est bien évident, je gagne du temps et je me fatigue moins. Pour le massage des endroits restreints, l'œil, le cou, les muscles de la main, du pied et de la tête, etc , on se sert naturellement des pulpes d'un ou de deux doigts (les pouces de préférence).

Outre la peau et le tissu conjonctif sous-cutané, un effleurage un peu vigoureux influence aussi les muscles et leur contenu (vaisseaux et nerfs),

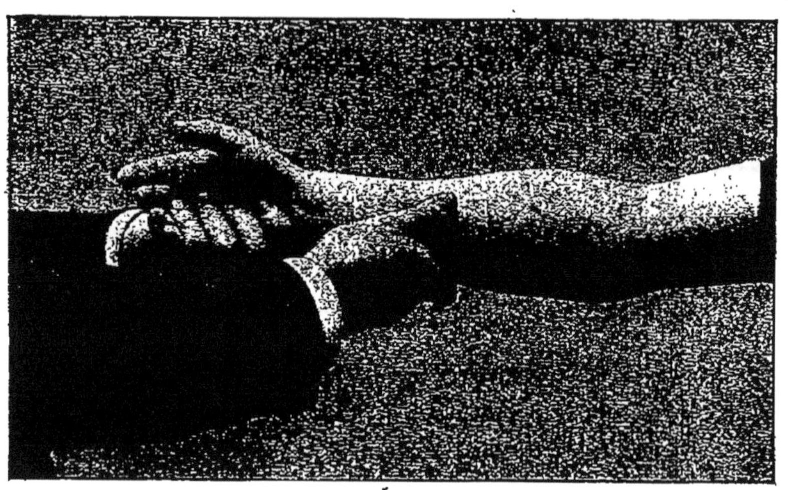

Fig. 6

de la même façon que nous venons de le décrire pour la peau, mais ce sont surtout les lymphatiques qui sont le plus influencés. L'effleurage a donc pour résultat de *faciliter la nutrition et d'anesthésier la région effleurée*. Mais, les lymphatiques profonds (1) se trouvent principalement

(1) On divise les vaisseaux lymphatiques en :
1° *Vaisseaux lymphatiques proprement dits*, dans lesquels circule la lymphe ;
2° *Les chylifères* ou vaisseaux lymphatiques du tube intestinal qui contiennent le chyle.
Ils aboutissent tous au système veineux, et spécialement

dans les interstices des faisceaux musculaires ; voilà pourquoi l'effleurage de la peau ne suffit pas ; il faut encore que les bouts des doigts entrent dans les interstices des groupes musculaires pour y vider complètement ces vaisseaux (effleurage ou « expression » profond) ; alors, les déchets ne refluent pas et la nutrition s'active nécessairement. Dans cette manipulation, il importe de se rappeler la situation des principaux ganglions lympathiques superficiels du corps, qui sont à considérer comme leurs relais.

— LES GANGLIONS LYMPHATIQUES qui intéressent surtout le masseur sont :

A). Les ganglions de l'aisselle qui forment trois groupes :

1) Un *externe* ou *brachial,* qui reçoit les lymphatiques superficiels du membre supérieur ;

2) Un *antéro-interne* ou *pectoral,* qui reçoit les lymphatiques de la région mammaire ;

3) Un *postéro-interne* ou *dorsal,* qui reçoit les lymphatiques des régions scapulaire, lombaire, thoracique externe et postérieure et de la nuque.

Le ganglion sus-épitrochléen ne reçoit que quelques-uns des lymphatiques superficiels ou cubitaux (Duplay).

aux veines sous-clavières, par le canal thoracique et la grande veine lymphatique, après avoir traversé des *ganglions,* qui sont au nombre approximatif de 500 (Sappey).

Les vaisseaux lymphatiques comme les ganglions sont *superficiels* ou sous-cutanés, et *profonds* ou sous-aponévrotiques ; les premiers cheminent, en conséquence, dans le tissu conjonctif sous-cutané. On appelle les vaisseaux *afférents* ou *efférents,* suivant qu'ils amènent ou enlèvent la lymphe aux ganglions.

B). Le ganglion *iliaque externe* engorgé peut être senti immédiatement au-dessus de la partie moyenne de l'arcade crurale par une palpation profonde ; il reçoit les vaisseaux lymphatiques efférents des ganglions de l'aine, superficiels et profonds.

C). Le ganglion *poplité*, sous-aponévrotique, se trouve le long de l'arcade poplitée.

D). Les ganglions dans le triangle de *Scarpa*, sont :

1° Les ganglions *inguinaux* ou de l'aine, dont les superficiels ou sous-cutanés sont nombreux, mais les profonds tout à fait isolés (le plus important est le ganglion de *Cloquet*) ; les ganglions superficiels sont placés parallèlement a l'arcade crurale et ont une forme ovalaire ; ils forment trois groupes :

a) Les ganglions *internes* ou *génitaux*, qui reçoivent les lymphatiques de la partie interne de la fesse, du périné, de l'anus et des organes génitaux externes ;

b) Les ganglions moyens, d'une forme plutôt sphéroïde, reçoivent la lymphe de la moitié sous-ombilicale de l'abdomen ;

c) Les ganglions *externes* ou *abdominaux-fessiers*, reçoivent la lymphe de la moitié externe de la fesse.

2° Les ganglions *cruraux*, situés le long de la cuisse, mais ne desservant cependant pas plus de cinq centimètres au-dessous de l'arcade crurale ; ils réunissent les lymphatiques superficiels du membre inférieur entier, excepté quelques troncs qui suivent la veine saphène externe, et se rendent aux ganglions poplités.

E). Le ganglion *tibial antérieur*, en haut et en avant du ligament interosseux de la jambe.

— Chaque séance de massage doit commencer et finir par l'effleurage, à l'exception des cas *d'hyperesthésie*, où l'effleurage ferait du mal, le frôle-

ment de la peau exaspérant souvent la douleur ;
là, il faut essayer des vibrations ou intervenir
avec des manipulations plus actives.

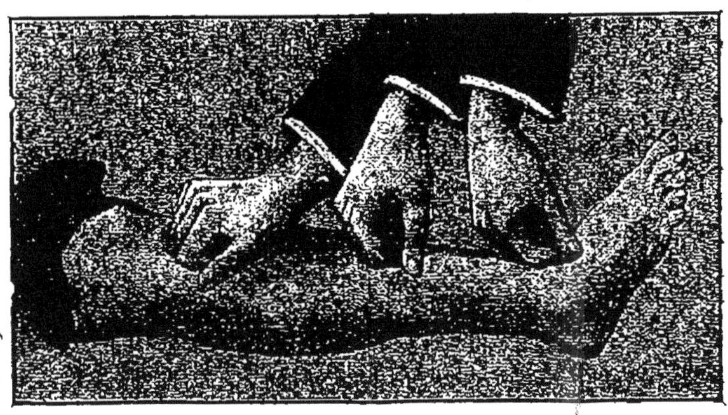

Fig. 7.

Pour les faisceaux musculaires recouverts par
une aponévrose résistante, l'effleurage léger et
superficiel avec la paume de la main et les doigts
ne suffit pas. Il faut une action plus énergique,
que l'on obtient avec le dos des articulations
phalango-phalanginiennes, la main étant fermée.
J'appelle cet effleurage, *effleurage avec le dos de
la main* (fig. 7).

Pendant l'effleurage, la pression commence
lentement, augmente progressivement de force
jusqu'à son maximum, pour ensuite diminuer de
nouveau avant de cesser.

PÉTRISSAGE (Fig. 8, 9 et 10).

Le pétrissage s'exécute avec tous les doigts ou bien avec les trois premiers doigts des deux mains (1), transversalement (fig. 8) ou bien en

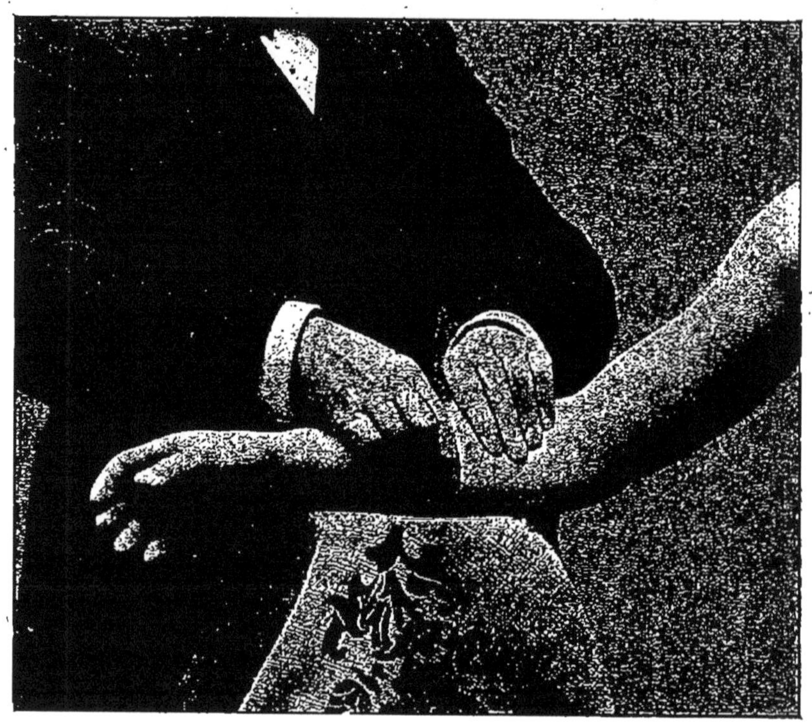

Fig. 8.

suivant la direction longitudinale des fibres musculaires (fig. 9, 10). La peau fait corps avec les

(1) Ce que j'appellerai pétrissage pinçant.

mains de l'opérateur qui travaillent les tissus profonds. Les mouvements que font les mains ressemblent au travail du boulanger, pétrissant sa pâte. Quand à la direction, les règles sont les mêmes que pour l'ffleurage et s'effectuent tou-

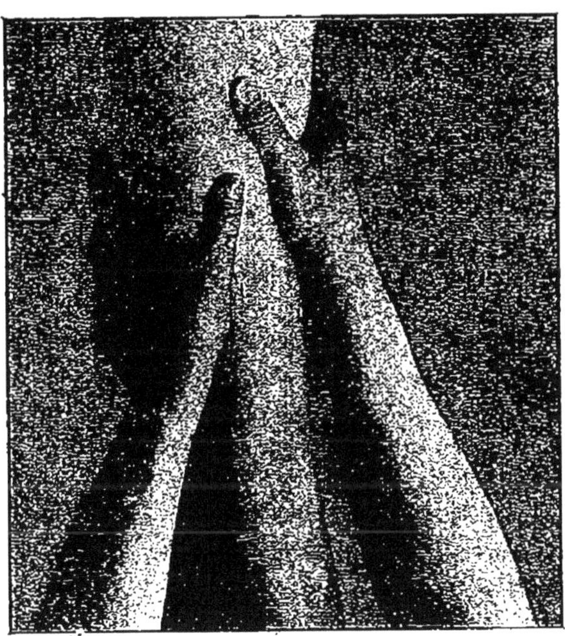

Fig. 9.

jours vers le cœur, au contraire de l'effleurage, qui, quand il vise les lymphatiques, se dirige vers les ganglions de ces vaisseaux. (Voyez le traitement du dos). Cette manipulation est surtout destinée *aux muscles et aux parties molles,* pour les débarrasser des liquides qu'ils contiennent, sans endommager leurs éléments sains.

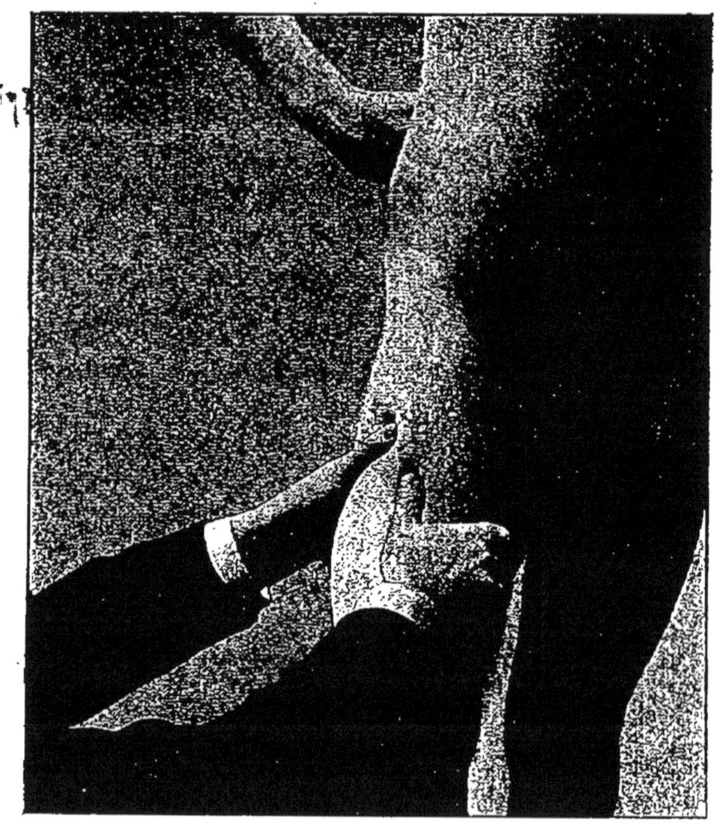

Fig. 10.

| Il faut mentionner ici un genre de *pression à pleine mains*, longtemps continuée, qui soulage mieux que d'autres manipulations certaines douleurs fulgurantes chez les tabétiques.]

L'effet physiologique du pétrissage, étudié par Maggiora, Zabludowski, Brandis, ressemble beaucoup à celui d'un courant électrique, mais possède l'avantage énorme sur ce dernier traitement d'être facile à régler d'après les besoins. La nutrition est augmentée, ainsi que l'énergie vitale des cellules musculaires ; les déchets de fatigue (acide lactique, phosphate acide de soude et des toxines tétanisantes), disparaissent plus vite ; la contractilité des faisceaux musculaires est augmentée. Tout cela, on l'observe surtout si les muscles sont atrophiés, ce qui n'était pas le cas dans les expériences citées ci-dessus.

Une condition indispensable est le relâchement des muscles. Il faut donc, ici encore plus que dans l'effleurage, que le membre malade soit dans une position appropriée et de manière à ce qu'il ne puisse tomber ou glisser. Si vous massez une cuisse, mettez la donc en flexion et en abduction légères ; s'il s'agit d'une jambe, placez le pied en extension ou en flexion, suivant que vous soignez les muscles antérieurs ou les muscles postérieurs. Ce précepte est très souvent négligé.

En exécutant le pétrissage, on place les doigts suivant une direction oblique par rapport aux faisceaux musculaires. La main débutante agit profondément, comme si elle voulait soulever les chairs de l'os et se meut en zigzag ; la main qui suit fait le vide dans les vaisseaux du muscle.

Le mouvement est exécuté par l'épaule du masseur et non par son coude.

Mais le procédé n'est pas le même dans toutes les régions. Sur le dos, par exemple, où les

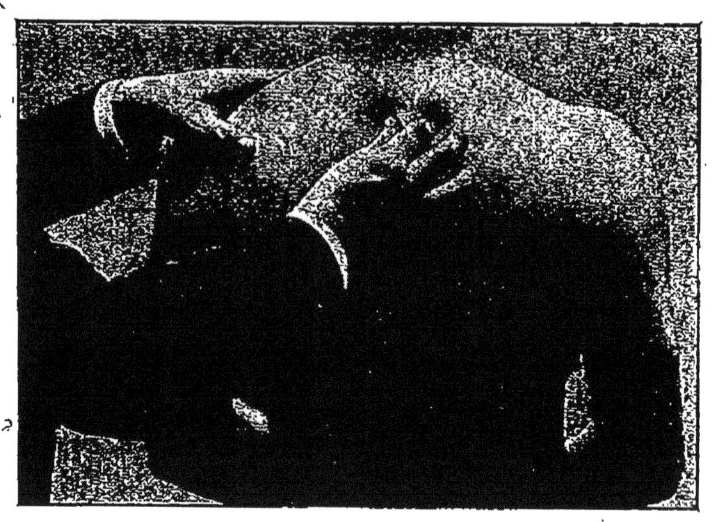

Fig. 11.

aponévroses d'enveloppe et d'insertion des muscles sont très fortes, on se sert d'un pétrissage spécial, entre les pulpes des trois premiers doigts, « *pétrissage pinçant* » (fig. 11).

Pour détruire les indurations dans la peau et dans le tissu conjonctif sous-cutané (panniculites ou cellulites), on se sert du *pétrissage glissant*, manipulation assez douloureuse mais très efficace. On l'exécute de la manière suivante : On pince la peau entre le pouce et les autres doigts, d'une ou des deux mains en laissant glisser la prise vers soi. Cette manipulation devient très efficace sur les fessiers en cas de lumbago, sciatique ou autre affection rhumatismale, alors que les indurations pathologiques, dont je viens de parler, ne manquent presque jamais. Mais il faut savoir les palper, et pour cela, le novice fera bien *d'enduire la peau de l'endroit d'un corps gras.*

La raison d'être des différentes espèces de pétrissage est la nature différente des téguments des régions diverses. En effet, on ne peut pas pétrir les gros muscles d'un adulte de la même façon que ceux d'un enfant ; ni un groupe musculaire atrophié de la même manière que les muscles sains, mais surmenés ; la musculature du dos et de l'abdomen demande un traitement par pétrissage, qui diffère de celui des membres.

ÉCRASEMENT (Fig. 12).

Ce procédé, spécialement employé par *Mezger* et v. *Mosengeil*, s'exécute avec la pulpe des pouces ou même la partie inférieure du bord cubital de l'avant-bras (comme aussi dans l'effleurage profond), des autres doigts, ou bien avec le talon de la main, en décrivant de petits cercles ou des ellipses. On écrase avec une main ce que l'on veut transporter vers le centre avec l'autre ; cette manipulation est donc une combinaison du pétrissage et de l'effleurage, attendu que la première main pétrit, tandis que la seconde effleure profondément.

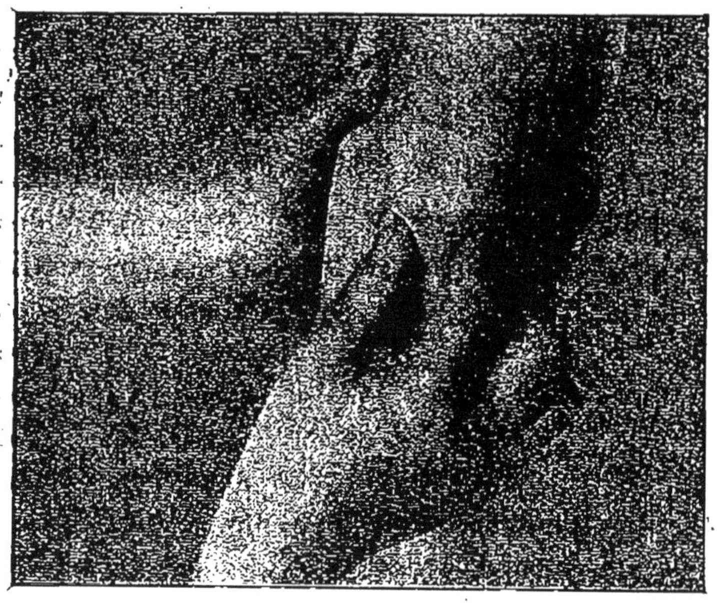

Fig. 12.

La main ne glisse point sur la peau, mais l'enfonce vers les plans sous-jacents. Aussi, pendant l'écrasement, le mouvement du masseur part de l'épaule, bien que le coude et le poignet soient moins raides que pendant le pétrissage. Au Japon, pour l'écrasement, le « prestidigitateur » se sert d'un engin à l'aide duquel il frotte le cuir chevelu contre les névralgies de la tête.

Les résultats physiologiques que l'on cherche à obtenir par cette manipulation, sont les suivants : les produits pathologiques écrasés doivent être transportés par les vaisseaux lymphatiques dans la circulation pour y être décomposés. On met ainsi les tissus dans un état de réaction plus vive, on stimule la circulation et on facilite la résorption des produits pathologiques. On s'en sert, en conséquence, dans les épanchements séreux et sanguins, les exsudats, les transsudats, les synovites chroniques, les infiltrations chroniques générales ou partielles des muscles, etc., c'est-à-dire spécialement dans les affections articulaires et les œdèmes.

Voici une autre expérience de v. Mosengeil : dans les deux genoux d'un lapin on a injecté de l'encre de Chine ; on masse un de ces genoux. Résultat : l'encre de Chine reste dans le genou non massé, mais dans l'autre s'éparpille au loin par l'effet du massage (après une demi-heure, surtout dans les ganglions lymphatiques.)

TAPOTEMENT (Fig. 13, 14).

Il en existe deux sortes : un superficiel (fig. 13) qui influence surtout la peau, et l'autre qui agit dans la profondeur (fig. 14). Dans le premier cas, le masseur écarte bien ses doigts et les laisse tomber, par petits coups saccadés, sur la région malade, en cherchant à ce que le mouvement des poignets soit le plus élastique possible et que les coudes

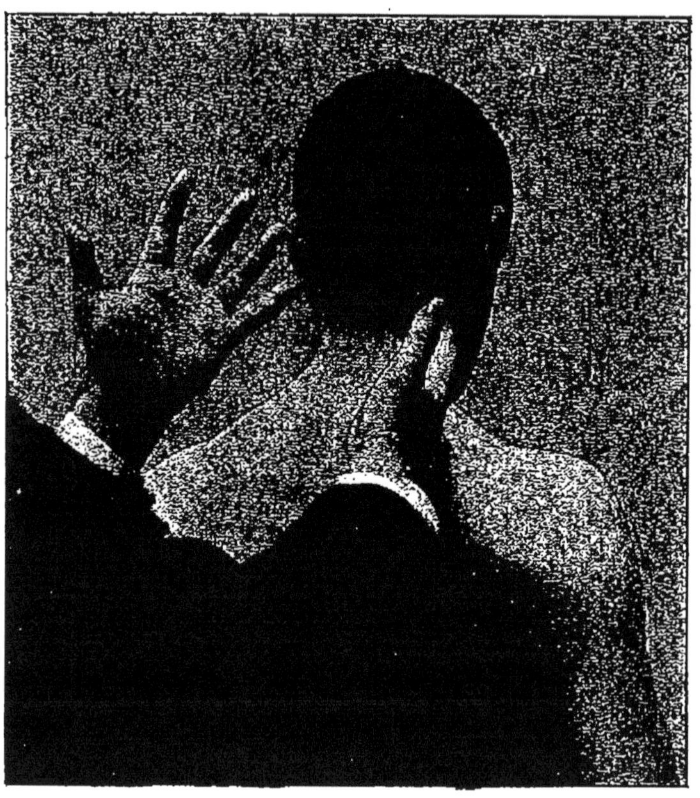

Fig. 13.

ne bougent pas, et moins encore les épaules. Pendant ce tapotement le dos des quatre derniers doigts frappe en coup de fouet la partie malade. Le tapotement profond s'exécute avec le même mouvement des mains, mais les doigts tombent perpendiculairement et l'un sur l'autre sur la région, touchée alors directement par le bord cubital des petits doigts seulement.

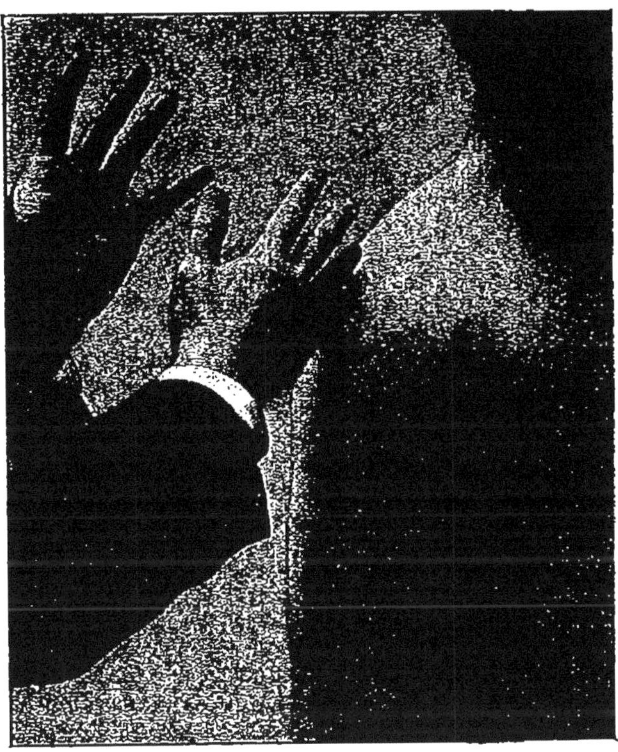

Fig. 14.

Les pouces n'agissent donc pas pendant le tapotement.

Remarquez aussi les manipulations ressemblantes : frappement (fig. 15) et claquement (fig. 16)

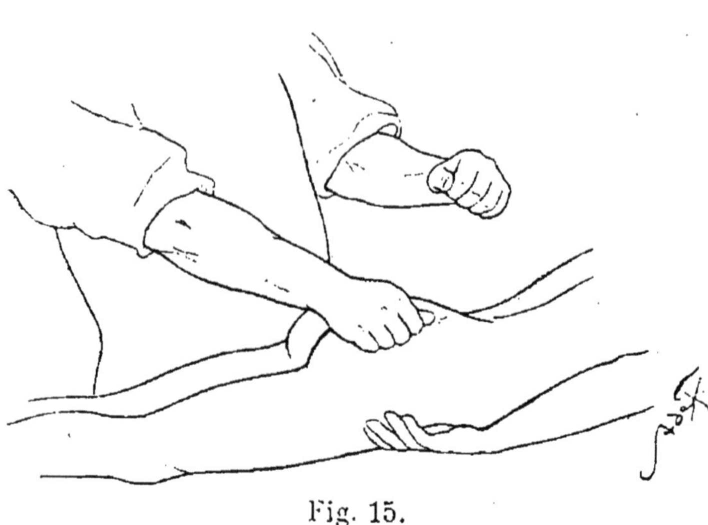

Fig. 15.

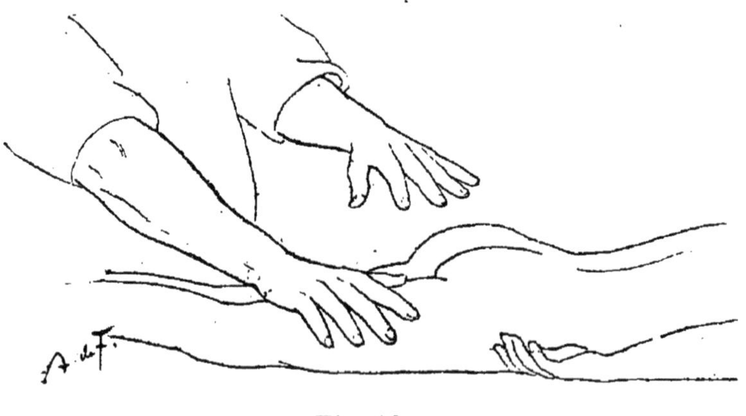

Fig. 16.

pour les fortes parties musculaires comme la région fessière), et la percussion pointée (pour le cuir chevelu (fig. 17).

Les tapotements sont assez difficiles à bien

exécuter et deviennent aussi très fatigants parce qu'il faut les continuer assez longtemps.

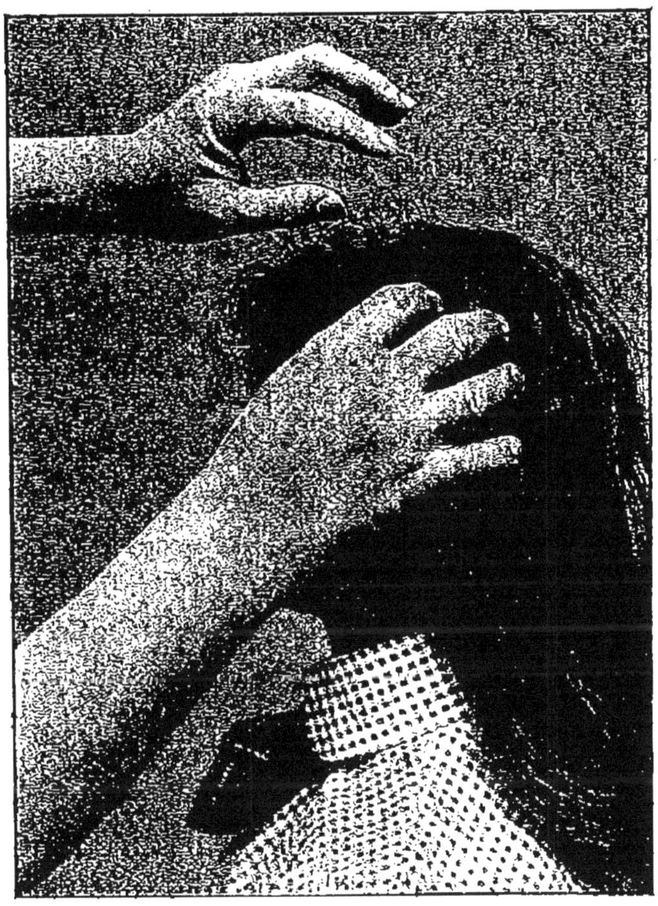

Fig. 17

Goltz a bien étudié l'*effet physiologique* de cette manipulation. Il a démontré l'augmentation de la masse sanguine à l'endroit traité, ce qui favorise la nutrition. En outre, la secousse des fibres musculaires se transmet le long des muscles, ce qui ressemble beaucoup à l'effet d'un courant électrique induit. Finalement, le tapotement excite les terminaisons nerveuses.

Le résultat est que le tapotement agit contre l'atrophie musculaire et on s'en sert avantageusement dans les névroses pour diminuer la sensibilité des nerfs, et dans les névralgies pour anesthésier la région.

VIBRATION (Fig. 18, 19, 20).

Cette manipulation s'exécute avec la pulpe d'un ou de plusieurs doigts (fig. 18), avec le talon de la main ou avec la main entière (abdomen et cœur, (fig. 19). Elle peut encore s'exécuter avec l'ongle de l'index ou les quatre derniers doigts (fig. 20) (nerfs de la tête et spécialement du cuir chevelu).

Cette manipulation, la plus difficile de toutes à apprendre, peut être exécutée par des instruments actionnés par la main, une pédale, une roue de transmission ou bien l'électricité. Il prend le nom de vibrateur. L'inconvénient est le prix de revient assez élevé ; les meilleures constructions sont celles des suédois Liedbeck et Carlsson à Stockholm. Ces vibrateurs, dans lesquels on peut appliquer des « contacts » différents, font jusqu'à 2.000 vibrations par minute, et on peut régler la

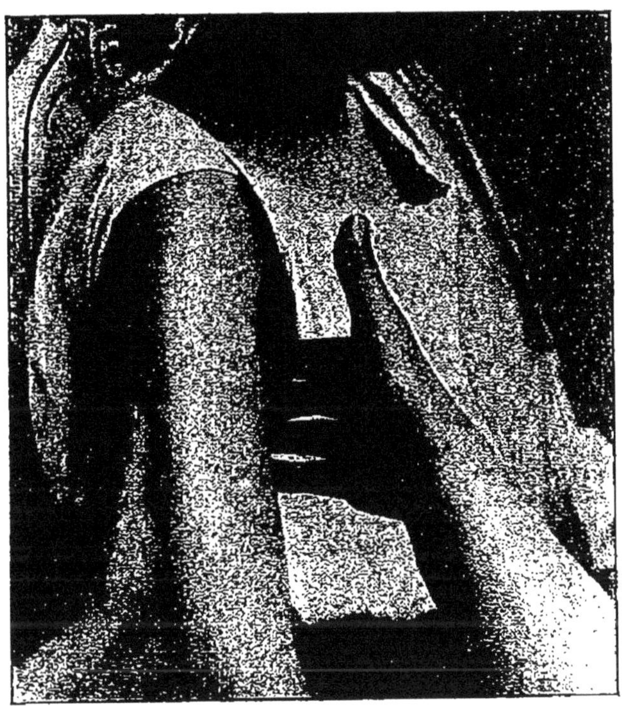

Fig. 18.

course entre un millimètre et un centimètre, à volonté (1).

(1) Le premier vibrateur suédois était accompagné d'un certificat dans les termes suivants : « Parmi les mouvements de gymnastique passive, la vibration est un des plus efficaces. Elle excite les nerfs parésiés et anesthésiés, elle calme ceux qui sont surexcités, diminue la pléthore, résorbe les injections produites dans les tissus et dans les organes et influe d'une façon salutaire et plus conforme à la nature sur le renouvellement des substances de l'organisme ».

Le masseur qui exécute les vibrations profondes tient son bras immobile, l'avant-bras en angle droit et le poignet raidi, afin que les muscles de son membre supérieur deviennent comme tétanisés.

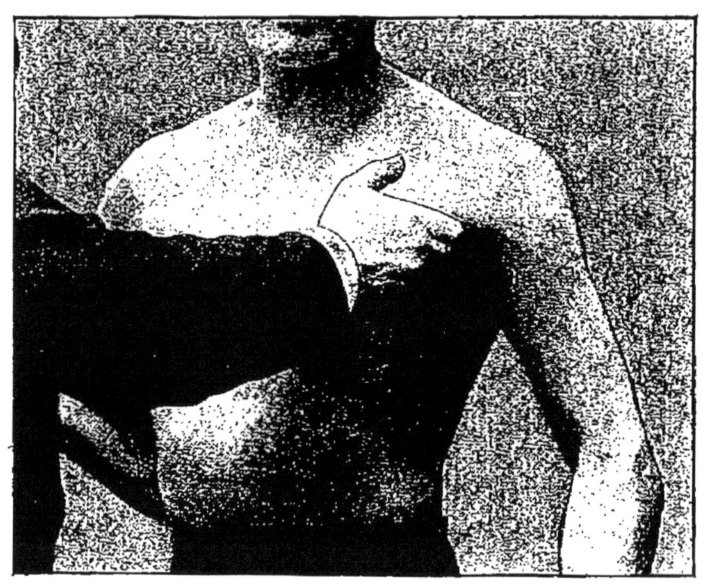

Fig. 19.

L'*effet physiologique* de la vibration est direct ou indirect ; *direct*, il fouette les muscles et calme les nerfs ; son effet *indirect*, mis en évidence par Zander, Nebel, Hasebroek, est la diminution de la fréquence du pouls, la diminution de la pression dans les capillaires et de la pression sanguine totale. En outre, on prétend que la vibration augmente la capacité des poumons et diminue la production de l'acide carbonique.

Le massage est tout indiqué dans les maladies :

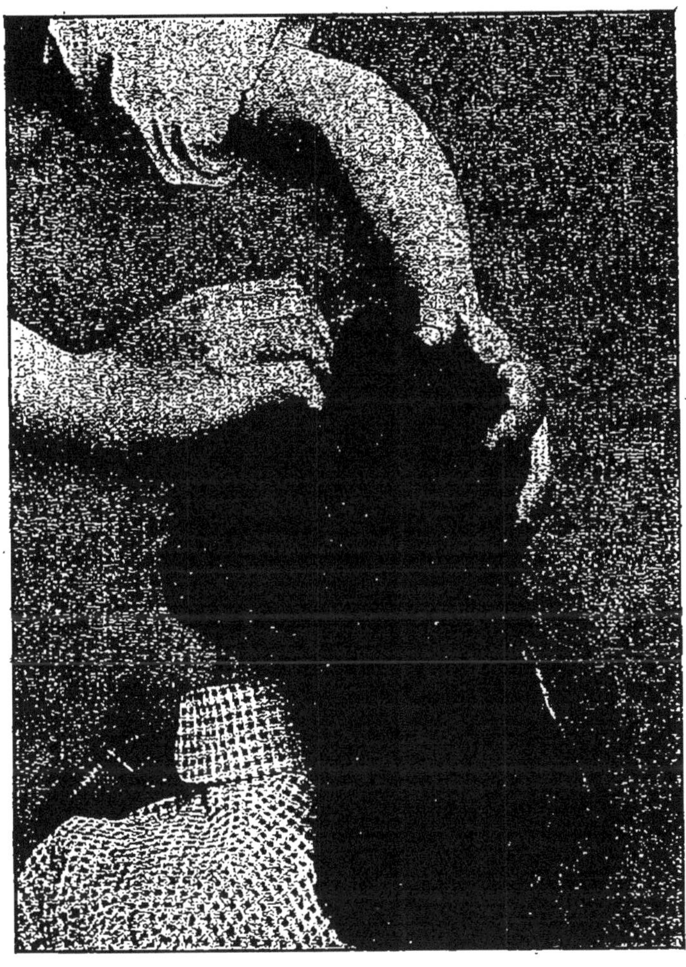

Fig. 20.

Des *muscles* (contracture, rupture, atrophie, contusion, myalgie) ;

Des *os* et des *articulations* (fractures, raideurs articulaires, arthrites, hydarthrose, synovites, entorses, luxations, rhumatisme articulaire chronique et péridarticulaire) ;

De la *circulation* (asthénie cardio-vasculaire, hémorrhoïdes, varices) ;

De la *respiration* (bronchite, asthme, emphysème, suites de pneumonie et de pleurésie) ;

Des *organes abdominaux* (dyspepsie, catarrhes gastrique et intestinal, dilatation de l'estomac, atonie intestinale, ptose, constipation, diarhée, faiblesse de la sangle abdominale) ;

Constitutionnelles (anémie, obésité, scrofule, goutte, certains diabètes, néphrites et affections hépatiques) ;

Du *système nerveux* (névralgies, névroses, tics, paralysies, insomnie) ;

De *la colonne vertébrale* (scoliose, cyphose, lordose), c'est-à-dire les affections du ressort de l'orthopédie ;

Des *organes génitaux de la femme.*

CONTRE-INDICATIONS

Les contre-indications *absolues* sont :

Les infections locales ;

La phlébite avant l'organisation certaine et complète du caillot ;

Les néoplasmes malins ;

Les maladies infectieuses ;

Les affections graves du cœur et des vaisseaux ;

Les états fébriles qui réclament le repos absolu.

Parmi les contre-indications *relatives*, citons :

La plupart des dermatoses ;

Les corps étrangers inclus dans la région à masser ;

La fausse ankylose ;

Certaines fractures diaphysaires et luxations récentes ;

La grossesse ;

Les grands kystes de l'ovaire ;

L'hydronéphrose et la lithiase rénale, vésicale et biliaire ;

Les hernies et certaines éventrations ;

Certains cas de lésions vasculaires, où la tension artérielle, déjà trop forte, augmenterait par le massage (dernier stade de l'artério-sclérose, entre autres) ;

Les désordres circulatoires graves ;

L'hémophilie ;

Certains cas de diabète.

ACCIDENTS PENDANT LE TRAITEMENT
MANUEL

Pendant le massage le mieux exécuté on s'expose à de petits incidents qu'il faut connaître pour ne pas être surpris. Il y a des hémophiles ; il y a des femmes grasses à peau blanche, et presque tous les enfants, dont les tissus sont tellement sensibles que la moindre pression amène des ecchymoses. Ce sont ces accidents produits par la destruction des dernières ramifications des vaisseaux sanguins, les capillaires, qui occasionnent les taches marbrées d'un noir d'encre, ensuite violettes, vertes, jaunes brun, jaunes paille, d'un aspect plus ou moins repoussant, mais sans danger aucun.

Un autre accident beaucoup plus ennuyeux, parce qu'il peut forcer à l'interruption du traitement pendant quelques jours, résulte de la blessure de l'épiderme, blessure à laquelle on s'expose surtout pendant l'écrasement. On l'évite par l'application d'un onguent ou d'un autre corps adoucissant, et surtout en ne s'attardant pas trop longtemps sur le même endroit, mais en opérant en des régions différentes pour laisser reposer l'épiderme irrité.

Je vous ai donc entretenus des accidents qui, quelquefois, surviennent durant le traitement chez le malade. Mais il faut aussi que je vous parle des accidents dont l'opérateur lui-même peut être la victime, en cas de surmenage.

L'accident est d'une nature toute différente de celui qu'on nomme la crampe des écrivains ; et comme le pianiste en souffre, aussi bien que le masseur, c'est vous dire que c'est une affection qui s'attaque aux mains et aux poignets.

Quand au diagnostic, c'est une *synovite du poignet* ; mais, à mon sens, il vaudrait mieux l'appeler *vaginite* ou *bursite*. Vous voyez par là que j'hésite encore sur le point de savoir si le mal existe dans les gaînes tendineuses, dans les tendons, ou dans les bourses séreuses.

Je crois que cette affection est le précurseur de ce qu'on appelle l'aï-crépitans, dont le siège de prédilection est le poignet, sur la face postéro-externe, entre les tendons du long abducteur du pouce, du court extenseur du pouce et les radiaux.

La même affection s'est manifestée dans les bourses séreuses prérotuliennes et au-dessous du tendon du biceps fémoral.

Voilà pourquoi l'on est porté à localiser l'affection dans les bourses séreuses (Poirier).

Les *signes subjectifs* sont les suivants : lourdeur de la main et du membre supérieur, et, bientôt après, faiblesse et picotements qui vous donnent comme la sensation d'un cent d'aiguilles sous la peau.

Signes objectifs : enflure, élévation locale de la température, quelquefois fluctuation.

Si l'on ne se soigne pas et qu'on continue à se surmener, on court le risque de voir le membre devenir assez vite impotent.

Traitement. Repos, massage, et pansement humide durant la nuit.

ORDRE DANS LEQUEL IL FAUT
PROCÉDER

Si vous avez plusieurs endroits à masser commencez par celui qui est le moins sensible et n'omettez jamais *le massage préparatoire pour les points douloureux*.

Dans le massage général on doit toujours débuter par l'abdomen et procéder dans un certain ordre avec les autres parties du corps. Il est souvent recommandable de laisser pour quelque temps un endroit d'une extrême sensibilité pour y revenir plus tard ; tel est, par exemple, le cas d'une articulation qui est atteinte d'arthrite douloureuse.

MASSAGE PRÉPARATOIRE LOCAL
ET A DISTANCE

On appelle ainsi le massage qui commence *à l'endroit même* (par exemple au début du massage abdominal) ou *au-dessus* de l'endroit malade, quand il y a des affections aiguës avec extravasation ou exsudat, comme surtout dans les cas d'inflammation séreuse subaiguë des articulations, d'hémarthroses récentes, d'exsudats sanguins dans les bourses séreuses ou sous la peau. La raison d'être de ce massage est d'abord la douleur, ensuite les tromboses qui existent dans les vaisseaux lymphathiques et les veines de la région. Ces canaux s'ouvrent par le massage centripète, et les parties saines où on commence le massage servent de pompes aspirantes pour les liquides épanchés. Mais, cette déplétion produite par le massage agit même comme anesthésiante en diminuant la pression sur les terminaisons nerveuses. Aussitôt l'anesthésie obtenue, on entreprend le massage proprement dit, avec ses différentes manipulations sur l'endroit malade.

C'est ainsi que l'on prépare le traitement manuel ; c'est l'introduction. On ne commence donc presque jamais sur la partie malade. On débute au-dessus, sur le tissu sain, et on finit au-dessous, où les tissus sont également normaux. De cette façon, on évite au malade des contractions musculaires de défense contre la douleur et on transporte les déchets et les liquides épanchés dans le tissu sain, dont les éléments sont plus aptes à la résorption. C'est de cette façon que les épanchements et les œdèmes pourront diminuer et disparaître. Les veines, les veinicules et les lymphatiques du tissu sain environnant, situés entre le cœur et l'endroit malade, agissent alors à la manière de pompes aspirantes.

GYMNASTIQUE MÉDICALE SUÉDOISE

On a divisé les mouvements de gymnastique médicale en :

1) simples { passifs et
{ actifs sans résistance.

2) composés { concentriques (= flexion) } actifs avec
{ excentriques (= extension) } résistance ;

on a aussi des mouvements libres-actifs.

Vous entendrez donc des dénominations, comme « mouvement libre-actifs, actif-passif et passif-actif » (1) dont vous avez un bon exemple dans le mouvement de l'avant-bras, représenté dans les fig. 21, 22 (2), des deux dernières catégories. Il faut remarquer qu'en fléchissant et en étendant le biceps avec de la résistance du masseur, vous obtenez le même résultat physiologi-

(1) Ces dénominations ne sont pas de LING.
(2) Dans la flexion et l'extension de l'avant-bras sur le bras, avec résistance, la résistance de l'opérateur doit être minime pour commencer, puis augmenter graduellement jusqu'à son maximum — alors que l'angle du coude s'approche de 90° — pour finalemennt diminuer de nouveau et passer à son minimum.

que : le renforcement du muscle. Ling, divisait
les mouvements : *passifs*, *actifs* et à *résistance*, et
il comptait le massage comme appartenant aux
mouvements passifs.

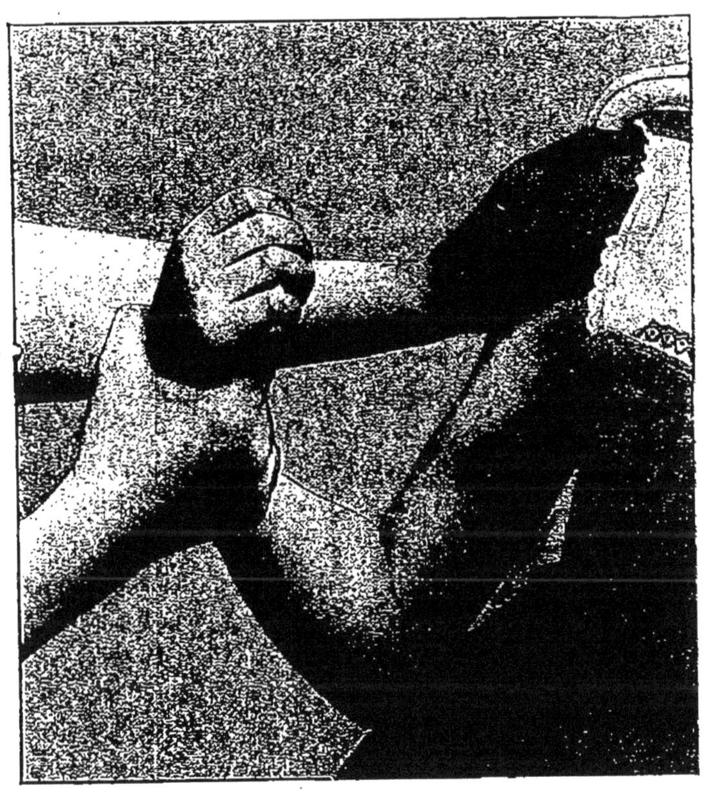

Fig. 21.

Mouvements actifs. — Ludwig et Lassar
enseignent que : des mouvements raisonnés acti-
vent non seulement le courant lymphatique, mais

aussi le retour du sang veineux : d'où il résulte que ces mouvements agissent comme l'effleurage et le pétrissage.

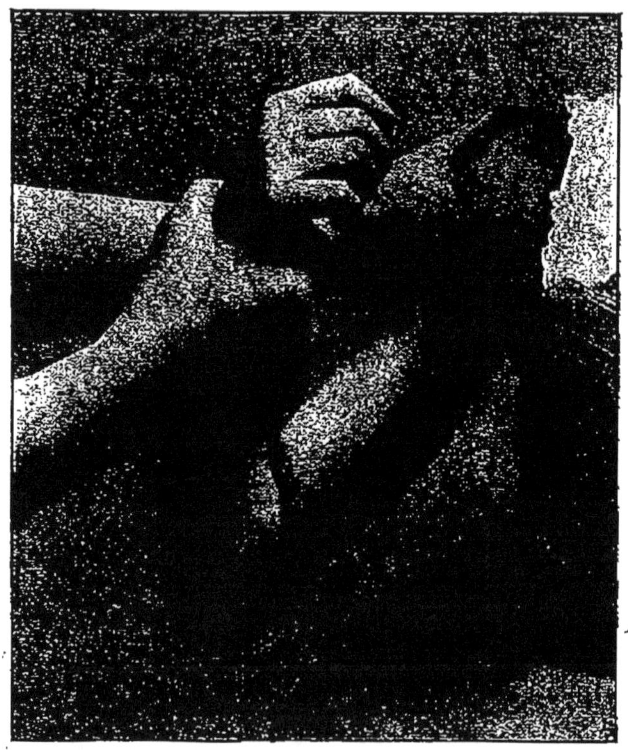

Fig. 22.

Ling, le fondateur de la gymnastique médicale suèdoise, a démontré que la force d'un muscle augmente surtout s'il exécute *un travail avec résistance* rationnelle, ce qui fait le fond de son système.

La résistance doit :

1º Etre régularisée et sans saccade ;

2º Correspondre à la force du malade ;

3º Augmenter graduellement à mesure que le traitement procède.

(Voyez les pages 73-76 du *Massage gynécologique* par de Frumerie, Paris 1897).

Pour les cas que vous aurez à traiter, je vous rappelle que c'est la marche qui empêche le mieux les raideurs articulaires et l'atrophie musculaire des membres inférieurs, comme chacun le sait du reste par la pratique.

Les cordes élastiques de différentes espèces — *Sandow* et autres, — ne font pas de mal, mais leur principe est théoriquement faux. (Comparez la note 2, page 60.) Ce n'est pas le cas des appareils de *Zander*, qui n'ont qu'un inconvénient, celui d'être d'un prix très élevé.

Mouvements passifs. — On s'en sert surtout en cas de contracture des articulations pour détruire les adhérences et allonger les capsules et les ligaments rétractés. En outre, pour rendre libre le jeu des tendons dans les gaines, pour prévenir la contracture musculaire due au ralentissement nutritif, et y remédier lorsqu'elle existe.

Il ne faut pas commencer ces mouvements trop tôt, pour ne pas s'exposer aux extravasations de liquide ou de sang et, par conséquent, à une nouvelle inflammation de l'article. La règle à suivre

sera donc : commencez prudemment ces mouvements, aussitôt que la douleur qui caractérise le
début de l'affection est apaisée, et procédez plus
tard et avec beaucoup de ménagement aux mouvements actifs.

PHYSIOLOGIE DES MUSCLES

Pour être à même de diriger l'exécution des mouvements, ci-dessus mentionnés, soit passifs soit actifs, sans ou avec résistance, il faut que l'opérateur connaisse bien la physiologie des muscles de la vie de relation.

Voici, en résumé, l'action physiologique des principaux groupes musculaires, systématisés d'après les différents mouvements que l'on a besoin d'exécuter dans un but thérapeutique :

I. L'AVANT-BRAS est :

1) *fléchi* par :
le biceps,
le brachial antérieur,
le long supinateur,
le rond pronateur,
le grand palmaire,
le petit palmaire,
le cubital antérieur,
le fléchisseur commun superficiel.

2) *étendu* par :
le triceps,
l'anconé et très peu par les extenseurs du poignet
et des doigts,
(savoir les deux radiaux, le cubital postérieur, l'ex-

tenseur commun des doigts, l'extenseur propre
du petit doigt).

II. La main est :

1) *fléchie* par :
    le grand palmaire,
    le petit palmaire,
    le fléchisseur commun superficiel,
    le fléchisseur commun profond,
    le cubital antérieur,
    long fléchisseur propre du pouce.
2) *étendue* par :
    les radiaux.
    le cubital postérieur,
    l'extenseur commun des doigts et les extenseur
      propre du pouce, de l'index et du petit doigt.
3) *mise en abduction* par :
    les radiaux,
    le long abducteur du pouce.
4) *mise en adduction* par :
    le cubital antérieur (1),
    le cubital postérieur.
5) *mise en pronation* par :
    le rond pronateur.
    le carré pronateur,
    le cubital antérieur,
    le grand palmaire,
    le fléchisseur commun superficiel.
6) *mise en supination* par :
    le biceps,
    le court supinateur,
    le long abducteur du pouce.

(1) Il ne serait pas adducteur d'après Duchenne, de
Boulogne.

III. Les doigts sont

1) *fléchis a) la première phalange* par :
les lombricaux.
les interrosseux.
b) *les deux dernières phalanges* par :
le fléchisseur commun superficiel (la 2ᵉ phalange)
le fléchisseur commun profond.
2) *étendus a) la première phalange* par :
l'extenseur commun des doigts.
b) *les deux dernières phalanges* par :
les lombricaux,
les interrosseux.
3) *rapprochés du médius* par :
les interosseux palmaires,
4) *éloignés du médius* par :
les interosseux dorsaux.

IV. Le pouce est

1) *fléchi* par :
le long fléchisseur du pouce,
le court fléchisseur du pouce,
2) *étendu* par :
le court extenseur du pouce,
le long extenseur du pouce..
3) *mis en abduction* par :
le long abducteur du pouce,
le court abducteur du pouce.
le court extenseur du pouce.
4) *mis en adduction* par :
l'adducteur du pouce.
5) *mis en opposition* par :
l'opposant,
le court abducteur du pouce,
le court fléchisseur du pouce.

V. LE PETIT DOIGT est

1) *fléchi* par :
le fléchisseur du petit doigt.
2) *étendu* par :
l'extenseur propre du petit doigt.
3) *mis en abduction* par :
l'abducteur du petit doigt.
4) *mis en adduction* par :
le quatrième interosseux palmaire.
5) *mis en opposition* par :
l'opposant du petit doigt.

VI. LE BRAS est

1) *mis en abduction jusqu'à la position horizontale* par :
le deltoïde,
le sus-épineux.
2) *soulevé de la position horizontale à la position perpendiculaire* par :
le grand dentelé.
le trapèze.
3) *abaissé et rapproché du corps* par :
le grand pectoral,
le grand dorsal,
le grand rond,
le sous-scapulaire,
le petit rond,
le triceps (la longue portion).
4) *porté en avant et en haut* par :
le deltoïde (le faisceau antérieur),
le sus-épineux,
le grand pectoral (la portion claviculaire),
le coraco-huméral,
le biceps (très peu).

5) *mis en rotation interne* par :
le deltoïde (le faisseau antérieur),
le sous-scapulaire,
le grand pectoral,
le grand dorsal,
le grand rond,
le sus-épineux,
le coraco-huméral.

6) *mis en rotation externe* par :
le deltoïde (le faisceau postérieur),
le sous-épineux,
le petit rond.

VII. L'omoplate est

1) *soulevée* par :
le trapèze (le faisseau supérieur),
l'angulaire de l'omoplate,
le rhomboïde (1).

2) *abaissée* par :
le trapèze (le faisseau inférieur),
le petit pectoral.

3) *portée en arrière* par :
le rhomboïde,
le trapèze (le faisseau moyen).

4) *portée en avant* par :
le grand dentelé.

5) *portée en avant et en bas* par :
le grand dentelé,
le petit pectoral.

VIII. La jambe est

1) *fléchie* par :
le biceps,

(1) Il porte l'omoplate plutôt en dedans.

le demi-tendineux,
le demi-membraneux,
les jumeaux,
le plantaire grêle,
le poplité,
le droit interne,
le couturier.

2) *étendue* par :
le quadriceps fémoral,
le tenseur du fascia lata.

3) *(après flexion) mis en rotation interne* par :
le demi-tendineux,
le demi-membraneux,
le couturier,
le droit interne.
le poplité,
le plantaire grêle,
les jumeaux (peu).

4) *(après flexion) mise en rotation externe* par :
le biceps,
les jumeaux (peu).

IX. LE PIED est :

1) *fléchi* par :
le jambier antérieur,
l'extenseur propre du gros orteil,
l'extenseur commun des orteils,
le péronier antérieur.

2) *étendu* par :
les jumeaux,
le soléaire,
le plantaire grêle,
le long fléchisseur commun des orteils,
le long fléchisseur propre du gros orteil,
le jambier postérieur,

le long péronier latéral,
le court péronier latéral.

3) *mis en varus* par :
le fléchisseur commun des orteils,
le fléchisseur propre du gros orteil,
le jambier antérieur,
le jambier postérieur.

4) *mis en valgus* par :
le long péronier latéral,
le court péronier latéral,
le péronier antérieur,
l'extenseur commun des orteils,
l'extenseur propre du gros orteil.

X. LES ORTEILS sont :

1) *fléchis* par :
le long fléchisseur commun des orteils,
la chair carrée,
le fléchisseur propre du petit doigt,
les lombricaux (1re phalange).

2) *étendus* par :
le long extenseur commun des orteils,
le pedieux,
les lombricaux (les deux dernières phalanges).

3) *rapprochés du médius* par :
les interosseux palmaires.

4) *éloignés du médius* par :
les interosseux dorsaux,
l'abducteur propre du petit orteil.

XI. LE GROS ORTEIL est :

1) *fléchi* par :
le long fléchisseur propre du gros orteil,
le court fléchisseur du gros orteil,
l'adducteur du gros orteil.

2) *étendu* par :

le long extenseur propre du gros orteil,

le court extenseur commun des orteils (en partie).

3) *mis en adduction* par :

l'adducteur du gros orteil.

4) *mis en abduction* par.

l'abducteur propre du gros orteil,

XII. LA CUISSE est :

1) *fléchie* par :

le psoas iliaque,

le pectiné,

les trois adducteurs (seulement le faisseau antérieur du grand adducteur),

et un peu par :

le couturier,

le droit interne,

le petit fessier,

le tenseur du fascia lata,

l'obturateur externe,

le droit antérieur.

2) *étendue* par :

les trois fessiers (le petit en partie seulement),

l'obturateur interne,

les jumeaux pelviens,

le carré crural,

le grand adducteur (le faisseau postérieur),

le biceps (la longue portion),

le demi-tendineux,

le demi-membraneux.

3) *mise en adduction* par :

les adducteurs,

le pectiné,

le psoas-iliaque,

le carré crural,
l'obturateur externe.
le droit interne,
le demi-tendineux,
le demi-membraneux,
le biceps (la longue portion).

4) *mise en abduction* par :
le moyen fessier,
le petit fessier,
le tenseur du fascia lata,
le pyramidal,
les jumeaux pelviens,
l'obturateur interne,
le couturier.

5) *mise en rotation interne* par :
le moyen fessier,
le petit fessier,
le demi-tendineux,
le demi-membraneux.

6) *mise en rotation externe* par :
le pyramidal,
les obturateurs,
les jumeaux,
le carré crural,
le grand fessier,
le moyen fessier (le faisceau postérieur),
le psoas-iliaque,
le pectiné,
les adducteurs,
le biceps,
le tenseur du fascia lata.

XIII. LE BASSIN est :
a) tourné du même côté par :

le grand oblique,
le tenseur du fascia lata,
le grand adducteur,
le petit adducteur,
le pectiné.

b) tourné du côté opposé par :
le grand dorsal,
le petit oblique,
le couturier,
le grand fessier,
le moyen fessier, } (le faisseau postérieur),
le petit fessier,   }
le pyramidal,
les jumeaux pelviens,
l'obturateur interne,
le quadriceps fémoral,
le biceps,
le psoas-iliaque.

XIV. LE DOS est

étendu par :
le trapèze,
le rhomboïde,
le grand dorsal,
le petit dentelé supérieur,
le petit dentelé inférieur,
le sacro-lombaire,
le long dorsal,
l'épi-épineux,
le carré des lombes.

XV. LE TORSE est

1) *plié en avant* par :
le grand droit de l'abdomen,

le pyramidal,
le grand oblique,
le petit oblique,
le psoas-iliaque,

et un peu par :

le grand pectoral, } (quand les bras sont fixés).
le petit pectoral, }

le transverse,
le grand dentelé (quand les bras sont fixés).

Si le bassin s'infléchit en même temps en avant, la flexion se fait aussi par :

le pectiné,
les adducteurs,
le droit antérieur de la cuisse,
le couturier,

2) *tourné* par :

le grand pectoral,
le petit pectoral,
le grand dentelé,
les intercostaux externes,
le grand oblique,
le petit oblique,
les intercostaux internes
le trapèze (la partie inférieure)
le grand dorsal,
le petit dentelé inférieur,   } de l'autre côté.
le sacro-lombaire,
les intercostaux externes.

XVI. Le cou est

1) *fléchi* en avant par :

le sterno-cleïdo-hyoïdien,
le sterno-cleïdo-thyroïdien,
l'omo-hyoïdien,
le thyro-hyoïdien,

le grand droit antérieur de la tête,
le petit droit antérieur de la tête.
le long du cou,
les scalènes,

et un peu par :
le peaucier,
le sterno-cleïdo-mastoïdien,
le digastrique,
le mylo-hyoïdien,
le stylo-hyoïdien, quand l'os hyoïde est fixé).
le génio-hyoïdien,

2) *étendu et fléchi en arrière* par :
le trapèze,
l'angulaire de l'omoplate,
le splénius,
le grand complexus,
le petit complexus,
le transversaire du cou,
l'épi-épineux,
l'inter-épineux,

3) *fléchi latéralement* par :
le transversaire du cou,
le droit latéral de la tête,
les scalènes,
le sterno-cleïdo-mastoïdien,

aidés par les muscles fléchisseurs et tenseurs du cou.

4) *tourné* par :
l'épi-épineux,
le splénius,
le petit complexus,
le sterno-cleïdo-mastoïdien (du côté opposé).

XVII. La tête est

1) *fléchie en avant* par :
le grand droit antérieur,

le petit droit antérieur,

Quand le maxillaire inférieur est fixé par les masti-
cateurs (le temporal, le masséter, les ptérygoïdiens
interne et externe), viennent en aide :

le paucier,

le digastrique,

le génio-hyoïdien.

2) *étendue et fléchie en arrière* par :

le trapèze,

le splénius,

le grand complexus,

le petit complexus,

le grand droit postérienr de la tête,

le petit droit postérieur de la tête.

le petit oblique.

3) *fléchie latèralement* par :

le peaucier,

le sterno-cleïdo-mastoïdien,

le trapèze,

le splénius,

le grand complexus,

le petit complexus,

le grand droit postérieur de la tête,

le petit oblique,

le droit latéral.

4) *tournée* par :

le grand oblique et les muscles qui fléchissent la
la tête ; mais

le sterno-cleïdo-mastoïdien,) tournent la tête
le grand complexus,   ) dans l'autre se ns

XVIII. La station debout

L'immobilité est le résultat de la lutte entre les muscles antagonistes, et principalement :

le sacro-lombaire,

le long dorsal,
le trapèze,
les pectoraux,
le grand dorsal,
le quadriceps fémoral.
les jumeaux pelviens.

B). MASSAGE DES DIFFÉRENTES PARTIES
DU CORPS

Je vous ferai observer que le groupement des muscles pour l'exécution du massage, tel que je vous l'exposerai, diffère un peu de la division en régions que vous apprenez dans l'anatomie.

I. Avant-bras droit.

Anatomie. — Pour l'exécution du massage, on divise l'avant-bras en deux régions :

Le groupe des *extenseurs*, partant de l'épicondyle et formant la partie postéro-externe du membre, et le groupe des *fléchisseurs*, qui part de l'épitrochlée et forme la partie antérieure.

a) Au premier groupe, tous innervés par le *nerf radial*, appartiennent :

L'extenseur commun.

L'extenseur propre du petit doigt.

L'extenseur propre de l'index (situé dans la couche profonde).

Les deux radiaux.

Le cubital postérieur.

L'anconé.

Les supinateurs (long et court).

Le long abducteur du pouce.

Le court extenseur du pouce.

Le long extenseur du pouce.

b) Au deuxième groupe, la plupart innervés par le *nerf médian* (excepté le cubital antérieur et la moitié interne du fléchisseur profond, qui sont innervés par le *nerf cubital*), appartiennent :

Le rond pronateur ;

Les palmaires (grand et petit) ;

Le cubital antérieur ;

Les fléchisseurs communs superficiel et profond ;

Le long fléchisseur du pouce ;

Le carré pronateur, tout à fait en bas.

Manuel opératoire

A. — Effleurage

Attitude. — Le patient est assis, tourné à moitié vers le masseur. Le bras forme un angle de 45° avec le tronc, l'avant-bras un angle obtus avec le bras ; le radius regarde en haut.

1. *Le groupe des extenseurs* (fig. 1, 2, 23). — Le masseur prend le côté cubital de la main droite du sujet dans sa main *gauche*. Ceci est le procédé commun.

Je préfère, quand le membre supérieur est sensible, le placer sur un plan pas trop dur (un coussin ou un sac à moitié rempli de sable), comme pour le pétrissage ci-dessous (Fig. 8, p. 38),

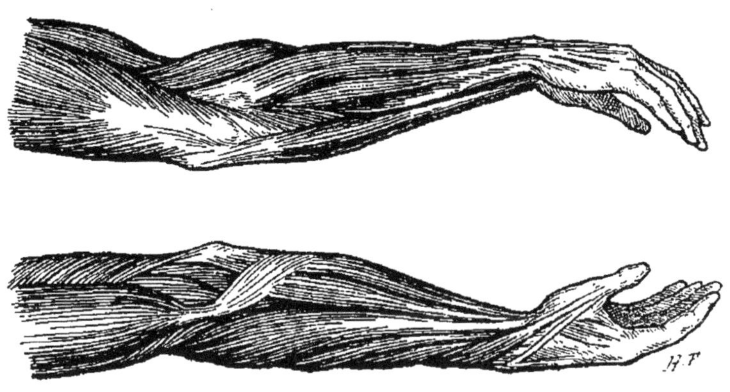

Fig. 23.

et faire l'effleurage avec mes deux mains. De cette façon on vide mieux les vaisseaux et les téguments.

La main *droite* effleure en haut, en allant du poignet au coude, le pouce suivant le cubitus, et les quatre autres doigt la *gouttière radiale* entre les extenseurs et les fléchisseurs (c'est-à-dire, d'abord le long du radius et puis dans la gouttière entre le long supinateur et les fléchisseurs). En effectuant l'effleurage, il faut observer la direction en biais des muscles du pouce et la suivre, surtout là où elle croise les radiaux. En haut le pouce et l'index se rencontrent vers l'épicondyle (N. B. le poignet du masseur fléchi. Voyez fig. 3).

Si le mouvement est bien exécuté, on voit l'onde du liquide repoussé en haut par la main qui effleure.

2. *Le groupe des fléchisseurs* (fig. 4, 5, 23). Le malade se tourne davantage vers le masseur, le coude tendu et la main en pleine supination.

En commençant au poignet, la main *droite* monte vers le coude, le pouce dans la *gouttière radiale* où passait auparavant les quatre autres doigts (c'est-à-dire, d'abord le long du radius et puis entre le long supinateur et les fléchisseurs); les quatre autres doigts suivent le cubitus sans le dépasser. L'effleurage finit à l'épitrochlée où le pouce et l'index se rencontrent.

On rappelle au malade de relâcher tout à fait ses tissus.

Quatre effleurages *bien faits*, sur chaque groupe, suffisent.

B. Pétrissage.

Attitude. — Le coude à l'angle droit et le bras en position intermédiaire entre la pronation et la supination. Le membre reposant sur le genou du masseur ou sur un meuble (Fig. 8, p. 38).

On commence près du coude et l'on pousse tout le temps vers le coude, en descendant de plus en plus sur l'avant-bras vers le poignet.

II. — Bras droit (Fig. 24)

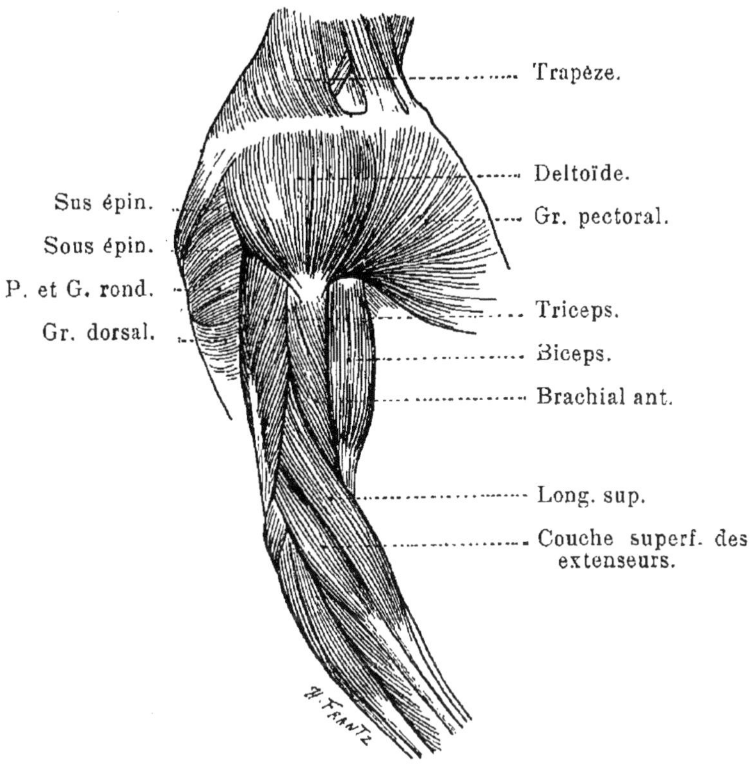

Fig. 24.

Anatomie. — Nous avons ici à traiter trois différents groupes musculaires.

1er *groupe.*

Le biceps, le brachial antérieur, le coraco-huméral, innervés par le *musculo-cutané.*

2e *groupe.*

Le triceps, innervé par le *radial.*

3° *groupe.*

Le deltoïde (1), innervé par le *circonflexe.*

Manuel opératoire

D'abord *effleurage*, puis *pétrissage* comme pour l'avant-bras.

Attitude. — Le bras est légèrement fléchi et soutenu. En massant le deltoïde, il faut successivement mener le bras en avant et en dehors, en le maintenant à la hauteur de l'épaule et — pour la partie postérieure, — le laisser pencher un peu plus en bas.

1. *Premier groupe.* — On procède en allant du coude jusqu'à l'aisselle. Le pouce *droit* suit la coulisse bicipitale, les quatre autres doigts le côté interne des muscles du groupe traité. C'est le pouce qui s'approche des quatre autres doigts sur le bord antérieur du deltoïde. Pour bien arriver aux insertions supérieures du biceps, il faut soulever un peu le deltoïde et ensuite pincer la partie supérieure du biceps entre le pouce et l'index, vers la fin du mouvement.

2. *Deuxième groupe.* — La main *gauche* suit étroitement le côté dorsal du bas, de l'olécrâne, en haut. Le pouce suit d'abord la gouttière radiale, puis le long du bord externe du deltoïde

(1) D'après l'anatomie, il appartient à l'épaule.

jusqu'à l'aisselle. Les quatre autres doigts montent sur le côté interne du bras pour rencontrer le pouce dans l'aisselle.

3. *Troisième groupe.* — En raison de la différence de volume, on masse d'une manière différente chez l'enfant et chez l'adulte.

Enfants. — On soigne avec une main, en suivant le muscle de son insertion brachiale en haut. La main *gauche* embrasse pleinement tout le muscle ; le pouce suit le bord antérieur jusqu'à la clavicule, les quatre autres doigts le bord postérieur jusqu'à l'épine de l'omoplate.

Adultes. — On partage pour le traitement le muscle en deux parties, dont l'interstice cellulaire de son milieu est la limite. Avec la main *gauche* on prend l'insertion brachiale du muscle entre le pouce et l'index ; le pouce suit l'interstice, les quatre autres doigts écartés regagnent le bord postérieur.

Avec la main *droite* on traite ensuite la partie antérieure du muscle ; le pouce sur l'interstice moyen du muscle et les quatre autres doigts dans l'interstice du deltoïde et du grand pectoral.

III. — Jambe droite (Fig. 25).

Anatomie. — Le massage de la jambe s'adresse aux groupes musculaires suivants :

Muscles :

1. Groupe antérieur { tibial antérieur / extenseur commun / extenseur propre / du 1ᵉʳ } *Innervés* par le *tibial ant.* (br. du sciat. popl. ext.).

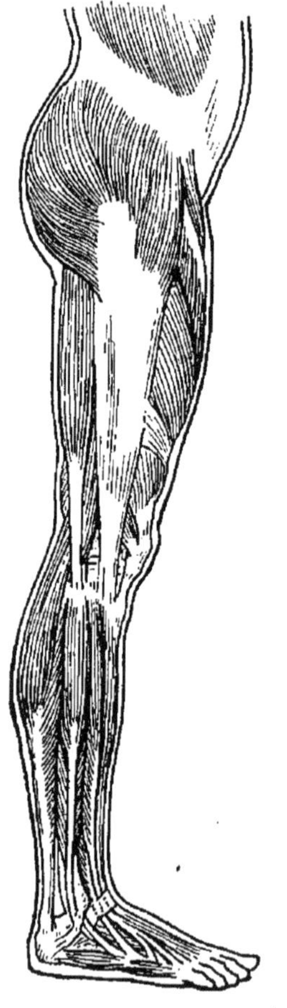
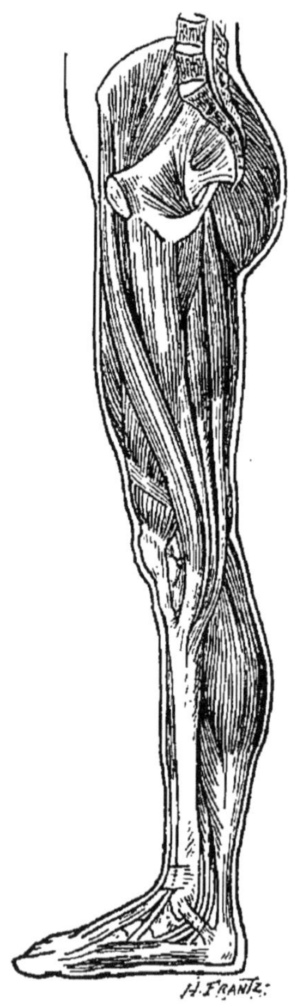

Fig. 25.

2. Groupe externe { Les 3 péroniers. } *Innervés* par le *musculo-cutané*, (br. du sciat. popl. ext.)

3. Groupe postéro-externe	jumeau. externe 1/2 externe du so-léaire	*Innervés* par le *sciat. popl. ext.*
4. Groupe postéro-interne	jumeau interne 1/2 interne du so-léaire tibial postérieur. 1. fléch. propre du 1ᵉʳ fléch. com. plantaire grêle	*Innervés* par le *sciat. popl. int.* et le *tibia. post.*

Manuel opératoire.

Attitude. — Le malade est couché ou assis, la jambe en légère abduction. Pendant l'effleurage c'est la main libre du masseur qui soutient le talon de la jambe à traiter ; pendant le pétrissage, le malade assis, le masseur place le talon sur sa propre cuisse ou sur un meuble quelconque de hauteur convenable.

En outre, on met pour masser :

Le 1ᵉʳ groupe : le membre en flexion et en abduction légères ; on glissera un coussin sous le creux poplité ;

Le 2ᵉ groupe : le membre en rotation interne ;

Les 3ᵉ et 4ᵉ groupes : la hanche et le genou plus fortement fléchis, l'extrémité en abduction et successivement en rotation externe et interne.

1. *Le groupe antérieur.* — La main *gauche* s'applique au-dessous de la malléole externe pour glisser ensuite en haut, le pouce appliqué le long

de la crête du tibia, les quatre autres doigts le long d'une ligne réunissant les bords antérieurs de la malléole externe et de la tête du péroné. Les doigts se rencontrent entre la rotule et la tête du péroné et, en abandonnant cette région, la main est mise en flexion forcée. Répétez cette opération trois ou quatre fois de suite.

Mais, vous savez que dans cette région, il existe une aponévrose extrèmement résistante sur laquelle l'effleurage à main plate n'aurait que très peu d'action. Voilà pourquoi on y ajoute quelques effleurages avec « le dos de la main » (fig. 7). Dans cette manipulation l'index, le médius et l'annulaire débutent, le poignet étant en flexion ; à la fin du mouvement il est en extension forcée. Il faut que le mouvement soit élastique, léger et élégant, ce qui dépend de l'agilité du poignet.

Le pétrissage de la même aponévrose se fait pour la même raison en « pinçant » les tissus entre le pouce et l'index (Fig. 10). Arrivé au genou, on finit par un coup d'effleurage avec le dos de la main.

2. *Le groupe externe.* — Le masseur place sa main *gauche*, les doigts écartés, au-dessus de la malléole externe pour la faire glisser en haut. Le pouce suit le bord antérieur du péroné ; les quatre autres doigts dominent l'intervalle entre les péroniers et les muscles du groupe postéro-externe. On sent ici facilement une fente dirigée du bord

postérieur de la malléole externe à l'insertion tendineuse du biceps à la tête péronière.

3. *Le groupe postéro-externe.* — La main *gauche* passe du talon en haut, le pouce dans l'intervalle des muscles péroniers et la région en question, les quatre autres doigts dans le milieu du mollet, d'abord le long du tendon d'Achille, puis entre les deux jumeaux. Les doigts se rencontrent au creux poplité.

4. *Le groupe postéro-interne.* — Le pouce de la main *droite* suit le bord interne du tibia et les quatre autres doigts le milieu du mollet en allant de bas en haut.

L'effleurage de chaque groupe musculaire fini, on procède au pétrissage dans le même ordre.

IV. — CUISSE DROITE (Fig. 25)

Anatomie. — Nous avons cinq groupes à traiter :

Muscles :

	Muscles	Innervation	Attitude du malade
1er groupe :	quadriceps, couturier	*Innervé* par le crural	*Attitude* du malade :
2e —	les adducteurs	Innervé par le crural, l'obturateur, le grand sciatique	Décubitus dorsal ; glissez un petit coussin sous le genou

3e groupe : tenseur du fascia lata, innervé par le fessier supérieur ;   Attitude : latéral.

4ᵉ — région postérieure avec : biceps, 1/2 tendineux, 1/2 membraneux (innervés par le grand nerf sciatique), le droit interne (innervé par l'obturateur), et le poplité (innervé par le nerf du poplité (br. du sciat. popl. int.) ;

5ᵉ — les fessiers { innervés par le petit fessier et le fessier supérieur.

} A plat ventre

Manuel opératoire

1ᵉʳ et 2ᵉ GROUPES. — La main *droite* s'applique sur le genou et monte, en laissant la rotule libre, pour glisser au-dessus d'elle le long de la cuisse vers la hanche.

Le pouce suit une ligne qui réunit le bord externe de la rotule au sommet du grand trochanter ; les quatre autres doigts glissent du bord interne de la rotule le long des vaisseaux fémoraux et du couturier, c'est-à-dire le long d'une ligne réunissant le bord interne de la rotule à l'épine iliaque antéro-supérieure. où la main s'arrête, en faisant un pétrissage pinçant.

Avant de commencer le massage des adducteurs, (grand (3ᵉ), petit (2ᵉ), moyen (1ᵉʳ), pectiné), on recommande au malade de plier davantage le genou, ainsi que l'articulation coxo-fémorale et de mettre la cuisse en abduction plus prononcée.

La main *droite* glisse de bas en haut, le pouce le long de la ligne qui réunit le bord interne de la rotule à l'épine iliaque antéro-supérieure ; les quatre autres doigts le long d'une ligne allant du condyle interne du tibia au bord inférieur de la symphyse. Les quatre doigts rejoignent le pouce, en glissent le long de l'arcade crurale jusqu'à l'épine iliaque antéro-supérieure,

3ᵉ GROUPE. — Les quatre doigts de la main *droite* suivent une ligne qui réunit le bord antérieur de la tête du péroné le long du bord externe de la rotule au bord antérieur du grand trochanter ; le pouce entre les bords postérieurs de la tête du péroné et le grand trochanter.

Sur le fascia lata l'effleurage se fait avec le dos de la main (Voyez la page 37), et on finit en haut avec un pétrissage pinçant, de la même façon que l'on a procédé pour le groupe antérieur de la jambe.

4ᵉ GROUPE. — *a*) Le biceps, c'est-à-dire la partie postéro-externe.

Le masseur se place *du côté sain* et commence au-dessous du creux poplité. Le malade reste à plat ventre, et l'on fera bien de glisser un coussin au-dessous de la partie inférieure de la jambe, afin que le genou soit légèrement fléchi et le pied soutenu.

Les quatre doigts de la main *droite* glissent sur la ligne qui unit la tête du péroné au bord postérieur du grand trochanter. Le pouce passe au milieu du creux poplité en haut, dans l'interstice entre les deux groupes de muscles fléchisseurs de la jambe le long du nerf grand sciatique, suivant alors la ligne médiane. On s'arrête en haut au pli fessier, où le pouce et l'index se rencontrent en dehors, derrière le grand trochanter.

b) La région postéro-interne (1/2 membraneux, 1/2 tendineux, droit interne).

Le masseur est assis *du côté malade*. Sa main *gauche* glisse de dessous du creux poplité en haut. Le pouce passe au milieu de la cuisse jusqu'au pli fessier ; les autres doigts suivent le bord postérieur des adducteurs, c'est-à-dire une ligne réunissant le condyle interne tibial au bord inférieur de la symphyse pubienne. C'est cette fois aussi le pouce qui glisse le long du pli fessier, mais en dedans vers la ligne médiane pour s'approcher de l'index.

5e GROUPE. — Le masseur est assis *du côté sain*. Rappelons-nous que ces muscles ont deux directions différentes :

Entre le grand trochanter et le sacrum (le grand, et entre le grand trochanter et la crête iliaque (le moyen et le petit) (1). Par conséquent, la main doit suivre successivement ces deux directions.

____

(1) Ces deux muscles étant situés beaucoup plus profondément que le grand fessier, il faut employer assez de force en les massant pour obtenir un résultat.

La main *droite* s'insinue en-dessous du grand trochanter, le long du côté externe de la cuisse. Ensuite, abandonnant le grand trochanter, elle s'approche du sacrum, en appuyant fortement. Le pouce suit le pli fessier vers le coccyx et les autres doigts vont le long d'une ligne qui réunit le sommet du grand trochanter à l'épine iliaque postéro-supérieure. Puis, la main s'applique en dessous du grand trochanter pour glisser avec le pouce le long de la ligne où passaient tout-à-l'heure les quatre autres doigts, et ceux-ci se diriger le long du bord antérieur du grand trochanter vers l'épine iliaque antéro-supérieure, en suivant la crête iliaque.

Le pétrissage se fait dans le même ordre.

Les nerfs des membres.

Avant de commencer la description du massage des autres parties du corps humain je veux attirer votre attention sur les nerfs des membres, car il vous sera nécessaire de connaître les points principaux où l'on peut les atteindre par le traitement manuel.

Je vous rappelle que toutes les manipulations dont on se sert dans le massage influencent les nerfs cutanés, mais c'est à *la vibration* qu'on a recours pour influencer — pour les exciter ou pour les calmer — les troncs nerveux. On emploie aussi « *de la compression des nerfs* ». Mais, pour vous servir de ces manipulations il faut que vous sachiez bien trouver le nerf que vous cherchez. Voici les principaux points où on atteint les nerfs des membres.

I. — *Pour le membre supérieur.*

A. **A l'aisselle.** — On trouve autour de l'artère axillaire :

> En avant, *le médian* ;
> En dedans, *le brachial cutané interne* et *le cubital* ;
> En arrière, *le radial* et *le circonflexe* ;
> En dehors, *le musculo-cutané externe.*

Un fourmillement à l'attouchement léger ou bien un éclair douloureux si la pression sur le trajet du nerf augmente, se fait sentir au pouce, au petit doigt ou dans le milieu de la main, selon que l'on excite le radial, le cubital ou le médian.

B. **Au bras.** — 1) *Le nerf circonflexe.* — Contre le col huméral dans l'aisselle, et sur le côté externe de l'épaule dans l'interstice du milieu du deltoïde, à mi-chemin entre l'acromion et le V deltoïdien, ainsi que sur le bord postérieur du deltoïde, au-dessous de l'artère circonflexe, dans le quadrilatère de Velpeau, on peut influencer ce nerf.

2) *Le nerf médian.* — En mettant le bras en abduction, on sent du côté interne du biceps et en avant de la cloison intermusculaire interne le nerf médian se tendre sous le doigt qui le cherche. L'extension forcée de l'avant-bras le fait fuir vers l'épitrochlée.

3) *Le nerf radial.* — Dans la gouttière radiale à un travers de doigt au-dessous de la branche externe du V deltoïdien et parallèlement à elle, on palpe facilement ce nerf, le bras en flexion et en le rejetant vers la tête (Poirier).

4) *Le nerf cubital.* — On peut l'atteindre sur la face interne dans le vaste interne, à un travers de doigt en arrière de la cloison intermusculaire interne.

C. **A l'avant-bras.** — 1) *Le nerf médian.* — En fléchissant légèrement le coude on atteint ce nerf au-dessous de l'expansion aponévrotique du biceps, du côté interne de l'artère humérale.

Plus bas, entre les deux faisceaux du rond pronateur, en avant de l'épitrochlée on le retrouve. Ensuite, il se place sur la ligne médiane de l'avant-bras, entre les deux muscles palmaires, en haut profondément situé, mais se rapprochant en bas de la superficie de l'avant-bras.

2) *Le nerf radial.* — Profondément entre le long supinateur et le brachial antérieur au pli du coude, en avant; et en arrière, sa branche postérieure, qui traverse le court supinateur.

Ensuite, placé en dehors de l'artère radiale, parallèlement au tendon du grand palmaire, il se dirige du milieu du pli du coude vers le tiers inférieur de l'avant-bras, pour contourner le radius et se placer à la face dorsale du poignet.

3) *Le nerf cubital.* — On le fait rouler sous le doigt et on le comprime facilement dans le fond de la gouttière épitrochléo-olécrânienne. Après, il suit l'artère sur son côté interne et se trouve situé entre le fléchisseur superficiel et le fléchisseur profond.

D. A la main. — 1) *Le nerf médian.* — En dedans de la base du premier métacarpien.

2) *Le nerf cubital.* — En dehors du pisiforme, profondément.

3) *L'arcade nerveuse,* qui anastomose ces deux derniers nerfs, se trouve assez profondément dans le creux de la main, tout près de l'arcade artérielle profonde.

II. — *Pour le membre inférieur.*

A. A la cuisse. — 1). *Le nerf crural.* — Au niveau de l'arcade de Fallope, il se trouve en dehors de l'artère et de la veine fémorales à un travers de doigt et assez profondément situé au-dessous de l'arcade crural profonde, reposant sur le psoas-iliaque. De là il descend et s'épanouit de suite en un bouquet nerveux.

De ses branches terminales :

a) Deux sont *antérieures* et *musculo-cutanées :*

Le musculo-cutané interne, qui innerve le pectiné et la peau supéro-interne de la cuisse :

Le musculo-cutané externe, qui de ses trois branches perfore le couturier et innerve la peau de la partie antéro-externe de la cuisse ; un rameau, l'accessoire du saphène interne, pénètre dans la gaîne des vaisseaux fémoraux et sort du canal de Hunter ;

b) Deux sont *postérieures* :

Le nerf du quadriceps fémoral et *le nerf saphène interne*, qui s'engage aussi dans la gaîne des vaisseaux. Sorti du canal de Hunter, il contourne le condyle fémoral interne et donne une branche antérieure ou rotulienne et une postérieure ou directe, qui descend sur la face interne de la jambe (Poirier).

2) *Le nerf fémoro-cutané* qui traverse le tenseur du fascia lata et se bifurque en une branche postérieure ou fessière et une fémorale ou descendante.

J'ai fait une mention détaillée de ces nerfs, parce que souvent on est à même par effleurage, tremblement et vibration de soulager des douleurs dans cette région, si l'on connaît le trajet des nerfs. Il faut se rappeler, pourtant, que, d'après la loi de Valleix, un nerf est surtout douloureux à ses points d'émergence, quand la consistance du tissu ambiant change.

3) *Le grand nerf sciatique.* — La connaissance du trajet de ce nerf est très importante pour le masseur.

Il émerge du bassin sur la face postérieure de la cuisse à peu près au milieu entre le grand trochanter et l'ischion. Ensuite, il descend en ligne droite vers le milieu du creux poplité et se divise plus ou moins loin de ce creux en deux branches, les sciatiques poplités interne et externe, dont le premier continue la direction du grand nerf sciatique. Le nerf sciatique poplité externe longe le bord interne du tendon bicipital, croise le condyle externe et l'origine du jumeau externe, pour contourner la tête du péroné. A la face antérieure de la jambe, il se divise en : nerf musculo-cutané et nerf tibial antérieur.

4) *Le petit nerf sciatique ou le nerf fessier inférieur.* — Dans la gouttière fessière, en dehors du grand nerf sciatique, on peut l'atteindre. De là, il descend verticalement entre l'ischion et le grand fessier pour continuer jusqu'au creux poplité.

5) *Le nerf fessier supérieur* qu'on comprime facilement contre la partie supéro-postérieure de l'os iliaque et qui innerve le tenseur du fascia lata, le moyen et le petit fessier.

6). *Le nerf honteux interne.* — Ce nerf sort par la grande échancrure sciatique, contourne l'épine ischiatique en dehors de l'artère du même nom et entre par la petite échancrure de nouveau dans le bassin.

7) *Le nerf obturateur.* — C'est sa portion crurale qui intéresse le masseur, parce qu'elle innerve les adducteurs et le droit interne.

B. **A la jambe.** — Dans la région antérieure, vous trouvez *le nerf tibial antérieur* en haut et *le nerf musculocutané* en bas.

En dehors, leur tronc, *le nerf sciatique poplité externe,* contourne le col du péroné.

Dans la région postérieure, ce sont *le nerf saphène externe* et *le nerf tibial postérieur* qui nous intéressent.

C. **Au pied.** — Voici les deux *nerfs plantaires externe* et *interne.*

Un filet nerveux, *le nerf calcanéen interne,* venu du tibial postérieur, est souvent gênant pour le malade dont la jambe est mise dans une gouttière, si l'on ne soulève pas le talon avec un petit tampon d'ouate (Tillaux),

Ce nerf est aussi important que les deux bourses séreuses rétro-et sus-calcanéennes, dont la première est située entre le tendon d'Achille et le calcanéum et la seconde entre le même tendon et son aponévrose, c'est-à-dire superficiellement (Poirier).

V. Dos (Fig. 26).

Anatomie. — On décrit actuellement deux systèmes lymphatiques cutanés dans le dos, indépendants, situés à des profondeurs différentes, l'un se dirigeant de haut en bas vers les ganglions de l'aîne, l'autre de bas en haut vers les ganglions de la fosse sus-épineuse (v. Mosengeil). Voilà pourquoi le massage du dos doit s'effectuer dans ces deux sens.

Parmi les muscles, il faut distinguer les longs muscles des deux côtés de la colonne vertébrale (long du dos et sacro-lombaire ou iléo-costal, innervés par les branches postérieures des nerfs dorsaux et lombaires), le large muscle grand dorsal (innervé par le plexus brachial), et le trapèze (innervé par le plexus cervical et le spinal (branche externe).

Attitude. — Le malade repose couché à plat ventre, les bras étendus horizontalement et soutenus, précepte important pour obtenir le relâchement des muscles.

Manuel opératoire

1ᵉʳ GROUPE. — (Les muscles longs du dos et sacro-lombaires).

Le masseur place ses deux mains à la limite du

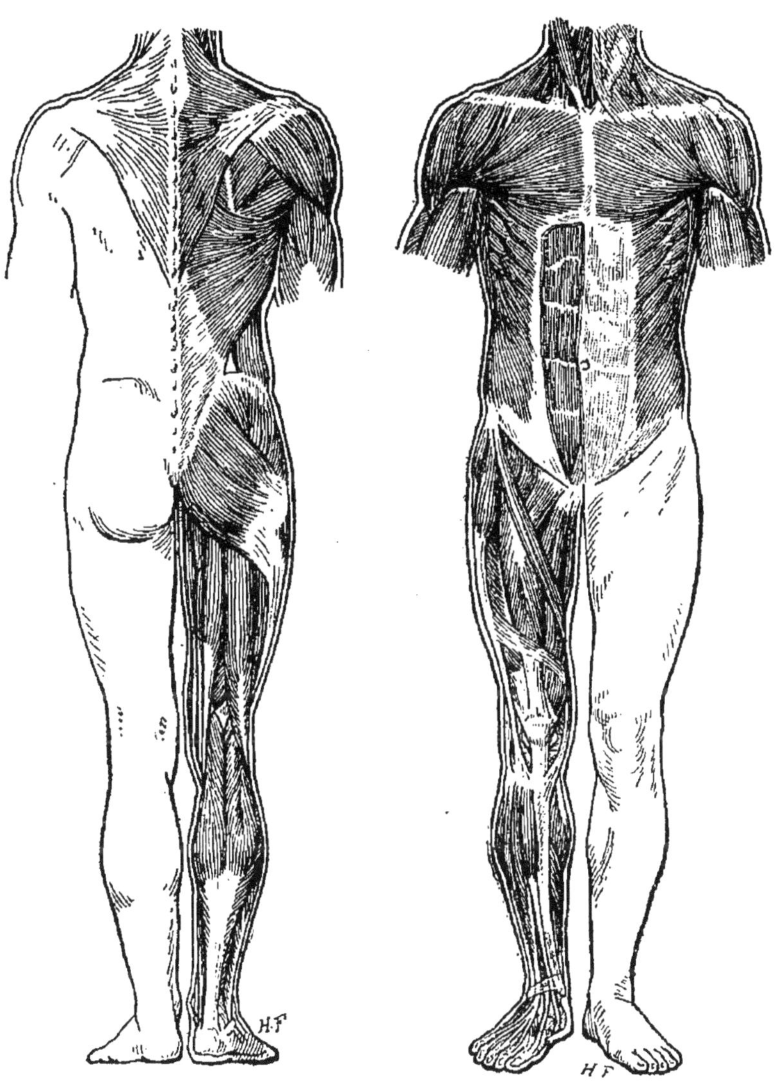

Fig. 26 et 27.

dos et de la nuque, les pouces sur les côtés de la vertèbre proéminente ; les autres doigts embrassant les côtés latéraux de la nuque et les épaules, divergeant en dehors. Les deux mains glissent en bas, en laissant les apophyses épineuses libres. Les pouces pressent dans une direction divergente en dehors, et ce sont surtout les index et les médius qui avec leurs pulpes, continuent le mouvement divergent. Les doigts, dont la direction était d'abord divergente, se réunissent ensuite en bas dans un mouvement convergent vers la ligne médiane et continuent jusqu'au sacrum. Une fois arrivés là, ils divergent de nouveau vers les côtés, suivant la crête iliaque jusque dans l'aîne.

On procède ensuite au mouvement ascendant, en suivant la direction opposée. Les doigts vont de l'arcade de Fallope au sacrum ; arrivés là, les pulpes s'appliquent des deux côtés des apophyses épineuses et continuent jusqu'en haut à la limite du cuir chevelu. Parvenus à cet endroit, ils s'appliquent sur les côtés du cou, en descendant et suivant le long de la fosse sus-claviculaire pour aboutir à l'articulation sterno-claviculaire.

Pour être à même de traverser les fortes aponévroses du dos, on finit par l'effleurage avec le dos de la main.

Les muscles long du dos sont finalement soumis au pétrissage pinçant, manipulation que l'on associe à la vibration dans les cas de dépression nerveuse, alors que l'excitation des branches postérieures des nerfs cervicaux, dorsaux et lombaires, se dirigeant en dehors du rachis, a un effet stimulant de grande valeur.

Dans les cas de lumbago (myites aigës, rhumatismales ou traumatiques), où il faut enfoncer ses doigts *très profondément*, il est favorable au relâchement de la région de glisser sous le ventre du sujet un coussin ou un autre objet, pas trop souple.

2° Groupe (Grand dorsal).

La main glisse dans la direction des fibres musculaires vers l'aisselle.

Pour traiter le côté *droit*, l'opérateur se place à *gauche* et se sert de sa main *droite*, qu'il applique sur le côté droit inférieur du bassin, le bord radial de l'index sur la crête iliaque et le pouce en forte abduction sur la cinquième vertèbre lombaire, On agit d'abord sur la forte aponévrose lombo-dorsale, le pouce perpendiculairement à la colonne vertébrale, à la hauteur de la dernière vertèbre dorsale, les autres doigts dans la ligne axillaire postérieure. Puis, la main fait une légère rotation en dehors, pour arriver dans la direction des fibres du grand dorsal jusque dans l'aisselle.

Le pouce exécute un mouvement courbe sur l'interstice du grand dorsal et du trapèze ; les autres doigts glissent en haut le long de la ligne axillaire postérieure jusqu'au bras. La main arrivée à l'épaule, on pince entre le pouce et les autres doigts le bord saillant du grand dorsal jusqu'à son insertion humérale, et la main, qui jusqu'à présent à reposé à plat sur le dos, se met un peu en flexion.

3ᵉ Groupe (Trapèze).

Je vous prie d'observer que les faisceaux de ce muscle ont trois directions diverses et que le massage, par conséquent, doit suivre des routes différentes ; *a) faisceaux ascendants* en haut et en dehors, convergeant entre la 12ᵉ et la 6ᵉ vertèbres dorsales, jusqu'à l'épine de l'omoplate et l'acromion ; *b)* pour les faisceaux *moyens*, entre la 6ᵉ et la 1ʳᵉ vertèbre dorsales, leur direction est horizontale ; *c)* les *supérieurs*, entre la 1ʳᵉ vertèbre dorsale et le cuir chevelu formant un arc concave, entrant vers l'articulation omo-claviculaire.

a) La première partie est pincée entre le pouce et l'index de la main *droite,* ayant son point de départ à la 12ᵉ vertèbre dorsale. A mesure que la main monte, on écarte les doigts. Le pouce suit d'abord les apophyses épineuses jusqu'à la 6ᵉ vertèbre dorsale, pour se rendre ensuite vers l'acromion ; les autres doigts arrivent au même point, mais en allant aussi vers l'épine de l'omoplate qu'ils longent en dehors.

b) La partie moyenne est effleurée par le talon

de la main appliqué sur les six premières vertèbres dorsales, de façon à ce que le poignet reste
parallèle à la colonne vertébrale et se dirige vers
l'acromion.

c) Les fibres supérieures, qui forment la partie
du muscle appartenant à la nuque, sont massées
par la main *droite*, pendant que le malade tourne
la tête de l'autre côté. On applique le pouce perpendiculairement en haut vers la limite des
cheveux ; l'index, très écarté, se meut horizontalement et suit également la lisière du cuir chevelu,
appuyant avec son bord radial sur l'apophyse mas-
toïde pour arriver également à l'acromion. De
cette façon, le pouce glisse le long du ligament
cervical jusqu'à la première dorsale et puis horizontalement en dehors ; les autres doigts suivent,
au contraire, le bord antérieur, saillant du trapèze
jusqu'à la clavicule.

L'effleurage de ce côte du dos fini, on procède
au pétrissage, manipulation difficile à exécuter
dans cette région. Voilà pourquoi un écrasement
mêlé d'effleurage est préférable. On arrive de
cette manière plus profondément, et c'est un bon
procédé que de commencer à l'insertion de l'aponévrose lombo-dorsale et de procéder en zig-zag
de gauche à droite et de droite à gauche, toujours
en montant.

Jamais on ne doit omettre d'exécuter le tapotement du dos, ce que l'on fait, en procé-

dant de la ligne axillaire postérieure vers la colonne vertébrale. Il est inutile de vous faire observer d'éviter soigneusement et les apophyses épineuses et l'épine de l'omoplate.

Le côté droit fini, le masseur change de place pour entreprendre l'autre.

VI. — Thorax (Fig. 27).

Anatomie. — Les muscles superficiels de la région qui intéresse directement le masseur sont :

Le grand pectoral, innervé par une branche du plexus brachial.

Le grand dentelé, innervé par une branche collatérale du plexus brachial, (le nerf de *Charles Bell*).

Le grand oblique, et le grand droit de l'abdomen, innervés par les 8me-12me nerfs dorsaux et les deux abdomino-génitaux.

Les muscles intercostaux (innervés par leurs nerfs).

Manuel opératoire

On masse la poitrine le long des faisceaux du grand pectoral dans les deux directions, d'abord de la clavicule vers l'aisselle et ensuite du sternum vers l'aisselle. Evitez de presser sur le mamelon, mais passez prudemment sur toute la glande mammaire.

En massant le grand dentelé, on place le bras du malade sur son dos, de façon à ce que la face dorsale de sa main repose sur les vertèbres lombaires.

Le masseur place sa main à plat sur les côtés du thorax, les pulpes des cinq doigts commençant sur la ligne axillaire antérieure, entre la deuxième et la neuvième côte, en remontant obliquement vers l'omoplate.

On exécute le pétrissage dans le même ordre.

Parfois, il est nécessaire de soigner spécialement les muscles intercostaux. Ce massage s'exécute avec la pulpe de l'index, enfoncée légèrement dans l'espace intercostal, en décrivant de petits cercles et en remuant la peau avec la pulpe du doigt (écrasement). Il est bon de savoir que ce traitement est très pénible pour le malade, et il est, par conséquent, prudent de l'avertir d'avance.

Les points douloureux de Valleix sont sur une ligne allant du rachis à la ligne médiane, en passant par la ligne axillaire ; il faut bien savoir les trouver dans les cas de névralgies intercostales.

VII. — Cou (Fig. 28)

Anatomie. — Le muscle le plus important est le sterno-cleido-mastoïdien, (innervé par une branche du plexus cervical superficiel et la branche externe du spinal), parce que sur ce muscle repose, seulement couverte par le muscle peaucier très peu épais, la veine jugulaire externe. A son bord interne passe la veine jugulaire interne. Vous trouvez donc ici ces deux gros vaisseaux qui transportent tout le sang veineux du crâne, du cou, de l'arrière-gorge, du palais et du larynx dans la veine cave supérieure.

Les veines jugulaires sont accompagnées de gros vaisseaux lymphatiques qui charrient la lymphe aux ganglions cervicaux occipitaux (1) (fig. 28).

Voilà pourquoi l'effet physiologique du massage du cou s'étend sur toute la région irriguée par les veines jugulaires et leurs vaisseaux lym-

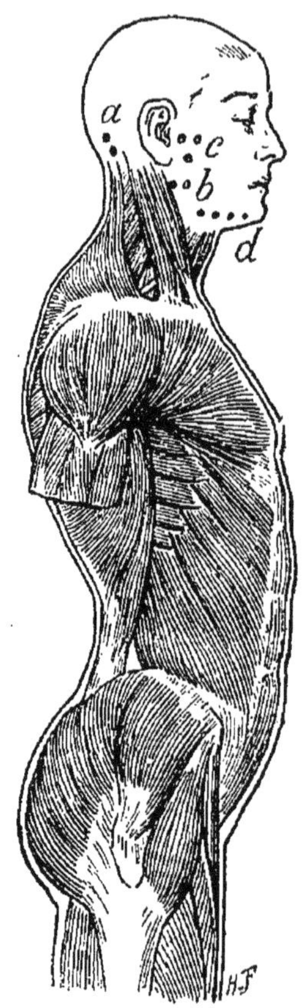

Fig. 28.

(1) a) Sus-claviculaires ; b) auriculaires inférieurs ; c) facials supérieurs ; d) maxillaires inférieurs.

phatiques et facilite la circulation en retour de la tête entière (partie interne et externe du crâne, arrière-gorge, palais, muqueuse du larynx, etc.).

Des respirations profondes facilitent la circulation en raison de la diminution de la pression sanguine, c'est-à-dire par l'aspiration thoracique.

Le massage a une action de déplétion sur la tête et le cou, facilite la circulation et par conséquent l'assimilation et la désassimilation des muqueuses irritées et accélère le cours de la lymphe.

Cas de massage. — On emploie le massage du cou en cas de congestion du cerveau et des méninges ; de congestion et d'inflammation de la muqueuse nasale, de l'arrière-gorge, du larynx et des bronches ; d'épistaxis ; d'inflammation des glandes sous-maxillaires ; enfin, en cas de catarrhe de l'oreille moyenne au début.

Attitude du malade. — Le malade reste assis en face de l'opérateur sur une chaise un peu plus élevée que la sienne. Sa respiration doit être profonde et calme tout à la fois, et il doit pencher légèrement la tête en arrière en l'appuyant contre le dossier et laisser tomber librement les épaules et les bras. Les vêtements doivent être défaits autour du cou, afin que la respiration et tous les membres soient libres.

Technique (d'après *Gerst*)

Le masseur place ses mains sur les deux côtés du cou du malade, le pouce écarté, mais les autres doigts réunis. La pulpe des index repose sur les apophyses mastoïdes et leurs côtés radiaux touchent l'angle de la mâchoire inférieure. Les pulpes des doigts glissent lentement en bas vers la ligne médiane, de façon que les index suivent le bord antérieur du sterno-cleïdo-mastoïdien et les autres trois doigts glissent sur le corps du même muscle. La main reste en légère pronation jusqu'à ce que les pulpes arrivent au bord supérieur du cartilage thyroïde. Les mains se tournent de la sorte graduellement en pronation complète pour glisser le long des côtés du cartilage thyroïde, jusqu'au tronc jugulaire. Les mains s'y rencontrent et font ensuite un mouvement presque horizontal en dehors, afin que la pulpe du médius, qui glissait sur l'articulation sterno-claviculaire, et l'annulaire se dirigent parallèlement à la clavicule, pour finir leur mouvement descendant dans la fosse sus-claviculaire au bord du trapèze.

Dans le torticolis rhumatismal avec parésie musculaire, c'est presque toujours un des sterno-cleïdo-mastoïdiens qui est intéressé. La tête du malade doit être légèrement penchée et tournée vers le côté malade, et le massage du muscle se fait d'abord avec l'effleurage et puis avec le pétrissage, comme d'habitude, après avoir fait des mouvements d'extension, de flexion et de circumduction de la tête.

Pour le larynx, des vibrations légères entre le pouce et l'index donnent de bons résultats, en cas d'affection inflammatoire.

Laker a proposé un massage interne des muqueuses du nez et du larynx avec des sondes, enveloppées de coton imbibé de cocaïne. Cela donne des résultats dans des cas où la médication employée jusqu'ici s'est montrée rebelle. Ce traitement est pourtant difficile et délicat et exige des spécialistes consommés.

VIII. — ARTICULATIONS

Voici le massage courant et qui donne de très bons résultats, si l'on connaît les contre-indications et si l'on sait s'y prendre d'une manière efficace quand il faut intervenir. Et c'est avant tout dans ces cas que les mouvements, d'après la gymnastique suédoise, rend de grands services.

Les trois cas qui forment des contre-indications absolues sont :

1° L'existence de pus dans l'articulation ;

2° Les affections tuberculeuses ;

3⁰ Les inflammations séreuses aiguës, qui débutent par de fortes douleurs et de la fièvre.

D'autres affections aiguës, comme les entorses
et les contusions articulaires avec épanchement
sanguin, les inflammations séreuses sous-cutanées,
l'hydarthrose chronique, le rhumatisme articulaire chronique, l'arthrite déformante et la maladie
que l'on nomme la névrose articulaire, toutes les
raideurs articulaires, constituent de bons cas de
massage.

Une affection sur laquelle je ne saurais assez
vivement attirer votre attention c'est un genre
d'atrophie que l'on appelle actuellement *atrophie
musculaire arthropatique* ou *amyotrophie abarti-
culaire* (pour indiquer que l'atrophie siège loin de
l'articulation qui est en cause et sans désigner l'é-
lément étiologique de l'affection), qui accompagne
les lésions articulaires et qui, trop souvent négli-
gée, donne en peu de temps la gêne la plus considérable au malade.

Dans les affections du genou, vous observez
cette atrophie précoce au quadriceps fémoral, les
fessiers et le tenseur du fascia lata ; le malade
soulève difficilement son genou et a une démarche
tout à fait particulière (« il fauche ») ; le coude lésé,
c'est le triceps qui s'atrophie ; pour l'épaule, c'est
le deltoïde, le sus-et sous-épineux et le petit rond ;
l'articulation de la hanche fait atrophier les fessiers et le tenseur du fascia lata ; le poignet in-

fluence les extenseurs, situés sur l'avant bras, et les articulations des doigts les inter-osseux.

Ce qu'il faut observer c'est que cette atrophie se montre appréciable à la palpation et même à la vue après un ou deux jours, à la mensuration en huit jours, — et quelle persiste et compromet les fonctions du membre longtemps après que l'affection primitive a disparu, si l'on ne la combat pas de bonne heure par un massage rationnel.

Je vous dirai que l'atrophie s'attaque surtout aux extenseurs ; mais les fléchisseurs ne sont pas tout à fait exempts, et si l'état atrophique échappe longtemps à l'œil du médecin, tous les muscles du membre peuvent s'atrophier, ce qui amène une faiblesse consécutive et l'impotence fonctionnelle.

On explique cette atrophie par un réflexe, probablement parti de l'articulation et dû, soit à l'hémarthrose traumatique, soit à l'inflammation chronique de l'articulation, soit au rhumatisme articulaire aigu ou chronique, mais la moelle est toujours en jeu.

C'est avant tout dans les affections articulaires que la compression rend de vrais services. Comme je vous l'ai déjà dit, je mets souvent au-dessous de la bande de petits tampons, ou des plaques en feuilles de plomb, enveloppées d'un morceau de peau de gant ou mousseline, pour comprimer les différentes parties, distendues par des épanchements et tout particulièrement les culs-de-sac de la synoviale, gonflés par un épanchement séreux subaigu. Une compresse mouillée rend aussi service par la chaleur qu'elle développe sous la bande, qui alors ne doit pas être trop serrée.

S'il s'agit du genou, il ne faut pas oublier de protéger les vaisseaux du creux poplité par une attelle, ou mieux encore par une demi-gouttière en plâtre, ce qui empêche également le malade de plier son genou pendant les premiers jours et qui est favorable. Pratiquez l'élévation du membre lésé et en cas d'entorse du pied laissez marcher le malade assez tôt. Le plus prudent serait, cependant, en cas d'entorse avec de vastes déchirures ligamenteuses, de faire garder le lit au malade pendant une huitaine de jours, le membre soulevé pour diminuer la douleur.

Il ne faut jamais oublier de masser les extenseurs, et on doit commencer de bonne heure par des mouvements passifs, — flexions, extensions, etc., — dès que la sensibilité est un peu diminuée. Après quelques jours, on permet de prudents mouvements actifs et plus tard encore on oppose un peu de résistance à ces mouvements, pour rendre la force musculaire toute entière au membre.

L'inflammation chronique des articulations et le rhumatisme articulaire chronique et l'aigu quand l'accès s'est apaissé, sont aussi favorablement influencés par le massage. Je vous rappelle que dans les affections chroniques il ne faut pas mépriser une amélioration notable, alors même que l'on ne réussit pas à obtenir une complète guérison.

C'est surtout de l'écrasement que l'on se sert dans ces affections, après que l'on a obtenu l'anesthésie par l'effleurage, pendant le massage préparatoire. Mais, pour obtenir de vrais résultats, il est indispensable que le masseur sache bien examiner l'articulation. C'est la palpation qui mène au but : un diagnostic détaillé. Voici donc le massage utilisé comme moyen de diagnostic ! Mais ce n'est pas assez d'avoir diagnostiqué, par exemple, un rhumatisme articulaire du genou ; il faut, en outre, savoir trouver les parties malades de la synoviale, pour agir surtout en ces points. Et, finalement, on ne doit pas ignorer que celui qui ne connaît pas à fond son articulation et qui n'a pas une expérience consommée du métier, ferait mieux de s'abstenir parce que ces cas sont très délicats, et l'ignorant pourrait faire empirer au lieu d'améliorer l'état du malade. Le but du massage dans ce cas est d'écraser les épaississements et d'effacer les plis pathologiques de la capsule et les franges synoviales atrophiées qui sortent des bords du plateau tibial. Le détritus des hyperplasies ainsi ramené à la périphérie de l'articulation sera ensuite poussé par l'effleurage dans la circulation de retour pour être absorbé par les tissus sains environnants. Le chemin à suivre est du *centre vers la périphérie*.

N'omettez jamais de combattre dès le début l'atrophie musculaire (voyez ci-dessus).

Après quelques séances commencent les mouvements passifs et beaucoup plus tard, pour être certain de ne pas éveiller de nouvelles poussées inflammatoires, les mouvements actifs. C'est surtout en cas de raideur articulaire (« fausse ankylose ») qu'il faut prendre garde que les premiers mouvements ne soient pas trop contrariés par une résistance un peu trop vive de la part du masseur.

1. — Les articulations des doigts et de la main.

Anatomie.

Je commence aujourd'hui ma conférence sur le massage des différentes parties de la main et du poignet. Dans ces régions vous allez rencontrer des organes (os, muscles, vaisseaux, nerfs), de beaucoup plus petits que dans les parties du corps qui nous ont occupés jusqu'à présent. Leur nombre est aussi notable, et c'est avec raison que je vous rappelle, encore une fois, la nécessité d'étudier en détail et très sérieusement votre anatomie, avant de songer à masser un malade et spécialement ses mains et ses pieds.

Comparez, par exemple, les muscles fléchisseurs de l'avant-bras (biceps et brachial antérieur) avec les lombricaux et les inter-osseux de la main ; les premiers sont longs et volumineux, les derniers courts et minces. Une chose qui frappe aussi l'observateur, c'est la longueur et le nombre des tendons que l'on voit au poignet, à la main et sur les doigts.

Vous devez vous douter que les études d'anatomie sont sérieuses, puisque le médecin leur consacre jusqu'à dix ans de travail après son baccalauréat, et qu'il vous avoue que, quand il commence à exercer, il n'en sait encore que l'a b c. J'insiste souvent sur ce sujet, parce qu'il y a des gens — et ils sont nombreux — qui croient que l'on peut faire un massage sérieux sans connaître l'anatomie ni même les premières lignes de la physiologie et de la pathologie.

Je vous dirai encore que, quand vous aurez bien appris dans les livres, d'après des images plus ou moins schématiques, les différents organes, vous trouverez notées une quantité d'anomalies ; elles concernent les os, les muscles et plus encore les vaisseaux et les nerfs. Etendez vos études sur le cadavre et vous y rencontrerez des différences nouvelles. Le vivant, bien portant, vous présente encore des variétés non notées par les auteurs. Et finalement chez lemalade, vous verrez des transformations pathologiques qui ne ressemblent en rien, ni aux descriptions des livres, ni à ce que vous rencontrez pendant les dissections.

J'ai donc bien raison d'insister sur la nécessité d'études approfondies de l'anatomie, si vous voulez fournir un travail à peu près convenable. Et, c'est surtout en voulant soigner la main ou le pied qu'il vous faut, outre une connaissance parfaite de l'anatomie de ces parties, aussi une finesse de tact pour atteindre l'organe voulu. Je vous rappelle, surtout à ce propos, la sensibilité extrême, mais très différente, des filets nerveux des doigts.

A. FACE PALMAIRE

I. — *Paume.*

Innervés par :

1. Les tendons du fléch. com. superf. des doigts : le médian.

     — du fléch. com. prof. des doigts :
1/2 externe : le médian.
1/2 interne : le cubital.

Le tendon du long fléch. du pouce,
2. L'insertion du grand palmaire. le médian.
     — du petit —
     — du cubital antérieur, le cubital.

3. Les muscles interosseux palmaires,

    —   lombricaux,

Innervés par :
le cubital.
1/2 externe :
le médian.
1/2 interne :
le cubital.

II. — *Éminence thénar*

Les muscles : court abducteur du pouce,
  —   — fléchisseur   —
  —   opposant   —
  —   adducteur   —

le médian.
le cubital.
le radial.

III. — *Éminence hypothénar*

Les muscles : palmaire cutané,
  —   abducteur du petit doigt,
  —   court fléch.   —
  —   opposant   —

le cubital.

B. FACE DORSALE

1. Les tendons de l'extenseur com. des
        doigts,
  —   de l'extenseur propre du
      . du petit doigt,
  —   long abducteur du pouce,
  —   court extenseur   —
  —   extenseur propre de l'index

le radial.

2. L'insertion du long supinateur,
  —   des radiaux,
  —   du dubital post.
3. Les muscles interosseux dorsaux.

le cubital.

Prenons comme exemple pour le traitement du poignet un cas courant : raideur des articulations de la main, occasionnée par l'immobilisation trop prolongée après la fracture classique du radius

Technique

I. Les doigts. — Le traitement doit comprendre :

1) *L'effleurage* circulaire de chaque doigt isolément, en commençant à la racine du doigt, mais en procédant dans la direction de la pulpe vers la main, les doigts du masseur retournant, chaque fois, sur la partie déjà traitée.

2) *Pétrissage.* Le doigt malade est saisi entre le pouce, l'index et le médius d'une main, tandis que le masseur soutient la main à soigner par sa main libre. Si l'on veut agir plus énergiquement, on masse le doigt malade avec les deux pouces, en se servant de ses propres index comme points d'appui.

3) *Le pétrissage pinçant* des parties molles (sur la face palmaire et sur les côtés ; difficile sur la face dorsale, où l'on n'a pas de prise), les deux mains de l'opérateur allant en zig-zag, en soulevant et en déplaçant la peau et procédant de la pulpe vers la main.

4) « *L'écrasement* » *des articulations du doigt.* Rappelez-vous que la synoviale de ces articulations ne permet qu'une extension minime, que le liquide épanché se laisse surtout palper sur la face dorsale, et que les doigts, en cas d'épanchement, restent légèrement fléchis et souvent immobiles.

5) *Les mouvements passifs*. C'est par des mouvements passifs, en effet, — flexions, extensions et allongements prudents, — que l'on combat l'ankylose des doigts, que je viens de vous signaler.

Faites ensuite des mouvements de flexion et d'extension, « roulant les doigts » de la main malade. Prescrivez finalement des exercices avec les différents doigts que le malade exécutera chez lui (1). N'oubliez pas l'opposition du pouce aux autres doigts successivement (en pinçant un objet quelconque).

II. Le dos de la main. — Ayant fini avec les doigts, on agit sur le dos de la main, en massant d'une main, tandis que l'autre soutient la main malade. Les mouvements s'étendent le long de l'avant-bras jusqu'au coude, mais les parties inférieures du radius et du cubitus avec leurs apophyses styloïdes étant assez sensibles, on les dépasse avec ménagement.

Le massage du dos de la main s'exécute au moyen « *d'écrasements* » avec les pouces, et il faut surtout s'occuper des exsudats dans les gaînes des tendons. On cherche à détruire les

(1) Pour plus de détails, voyez : *La gymnastique de chambre*, par de Frumerie, Paris, 1903.

adhérences au moyen de mouvements de va-et-vient et à libérer ainsi les tendons.

On finit par le pétrissage des muscles interosseux, généralement très atrophiés, dans le cas que nous traitons en ce moment. La main malade est placée les doigts écartés, et le masseur pétrit avec les pulpes de ses index. On obtient souvent un meilleur résultat, en pétrissant, entre le pouce et l'index des deux mains, ces muscles le long des métacarpiens, et de faire glisser ces os d'avant en arrière et *vice versa*, comme si l'on voulait écarter les os les uns des autres.

III. La paume de la main (Fig. 29). — En raison de la forte aponévrose palmaire, l'effleurage se fait avec le dos de la main, tandis que la main malade repose dans l'autre main du masseur.

Pour le massage des gaînes, on se sert avantageusement des pouces, et on ne doit jamais négliger les éminences thénar et hypothénar, souvent très atrophiées.

Mais, le plus nécessaire à soigner, ce sont les inter-osseux, et il m'est arrivé plusieurs fois « d'hériter » de clients traités pendant longtemps par de soi-disants masseurs. On peut, en effet, masser pendant des semaines une main malade sans obtenir aucun résultat, si l'on oublie ces petits muscles. Et, ce sont surtout les mouvements passifs, actifs et, en leur temps, des mouvements avec résistance qui rendent aux doigts leur mobilité et leur souplesse. Après des flexions et des extensions des doigts, c'est en écartant et en

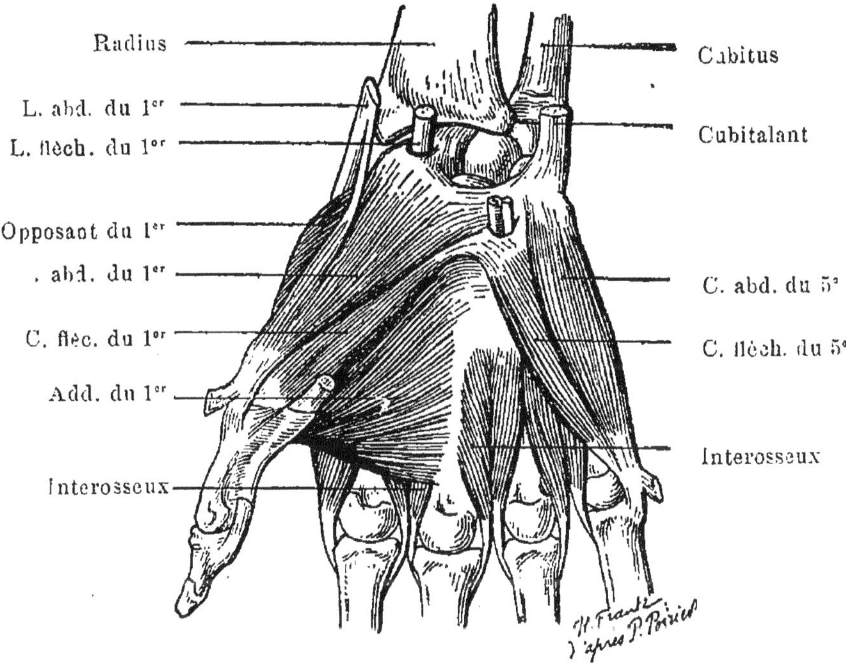

Fig. 29

fermant les doigts que l'on renforce les interosseux palmaires et dorsaux. — (Comparez leur physiologie, p. 67).

2. — L'articulation radio-carpienne et médio-carpienne

Je vous ai déjà dit que l'on considère la tuberculose comme une contre-indication formelle pour le massage. Mais, ces affections ne sont pas commodes à diagnostiquer au début ; il n'y a pas de masseur qui n'ait soigné une synovite du poignet, plus tard devenue fongueuse ; dans ce cas, le massage, d'après les théories admises jusqu'à présent, aurait fait plus de mal que de bien.

J'ai voulu vous prévenir de ce fait, avant de décrire le traitement de la région en question.

On commence par un effleurage circulaire de la racine des doigts jusqu'au coude, en plaçant la main sucessivement en pronation et en supination, et en suivant d'abord les fléchisseurs et puis les extenseurs sur l'avant-bras. On dirait « que l'on dégage la voie » par ce massage de l'avant-bras (massage préparatoire à distance), en préparant et en excitant ses vaisseaux à la résorption des fluides pathologiques des articulations de la main, qui en sont délivrées ensuite par l'écrasement suivant.

Pour obtenir un résultat par l'écrasement, il faut sans cesse se souvenir des endroits par lesquels les capsules articulaires sont le plus facilement accessibles, je veux dire le dos et les côtés de la main. C'est, en effet, avant tout, sur le dos de la main que les épanchements séreux et sanguins et des masses organisées s'amassent.

Mais rappelons-nous aussi l'ostéologie de la région : les interlignes articulaires sont courbes, leur concavité regarde en bas, et l'apophyse

styloïde du radius descend un centimètre plus bas
que celle du cubitus.

La meilleure manipulation des articulations qui
nous occupent est l'écrasement avec le pouce et
l'index des deux mains ; grâce à cela on arrive
jusqu'à la capsule, en creusant, pour ainsi dire,
avec les pulpes des doigts des deux côtés du paquet
tendineux de l'extenseur commun et du côté radial
du tendon du premier radial. Pour ne rien oublier,
procédez de la ligne médiane de la main vers les
bords.

Vous trouverez quelquefois des résidus d'an-
ciennes inflammations qui s'étendent non seulement au poignet proprement dit, mais qui
intéressent aussi les articulations voisines. Si la
tension des capsules est grande, une large superficie est enflée, et il faut user d'une pression
assez forte pendant l'écrasement pour arriver
jusqu'à l'os.

A mesure que l'état s'améliore, on entreprend
des mouvements passifs et, plus tard seulement,
des mouvements actifs. Ces mouvements doivent
être exécutés sans beaucoup serrer les doigts,
souvent sensibles. On exécute des flexions et des
extensions de la main, des abductions, des adduc-
tions et de la circumduction d'une main, pendant
que la partie inférieure de l'avant-bras du membre
malade est soutenue par l'autre main du masseur.

3. Coude (Fig. 30).

Anatomie. — La capsule s'insère sur l'humérus, en avant aux bords de la fossette coronoïdienne, en arrière autour de la fossette olécrânienne, lais-

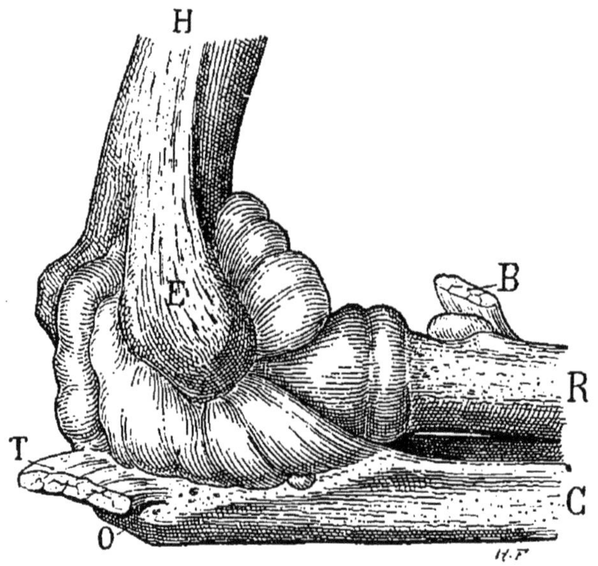

Fig. 30.

sant l'épicondyle et l'épitrochlée libres. Sur le cubitus elle s'insère sur le bord de l'apophyse coronoïde et des deux fossettes sigmoïdes. Sur le radius elle entoure le col.

C'est surtout l'inspection qui vous permettra de vous rendre compte du remplissage patholo-gique de la partie postérieure de la capsule ; en avant, on se sert du palper pour affirmer le diagnostic. L'avant-bras est maintenu fléchi sur le bras.

Dans les luxations du coude, il faut spécialement s'occuper des ligaments latéraux, chacun composé de trois faisceaux, dont le moyen, le plus fort, forme la partie principale.

Je vous rappelle que ces ligaments latéraux se disposent ainsi :

L'interne,

1) Faisceau *antérieur*, épitrochléo-coronoïdien, faible ;

2) Faisceau *moyen*, épitrochléo-cubital, très fort, « le ligament de l'entorse » (Poirier) ;

3) Faisceau *postérieur*, épitrochléo-olécrânien.

L'externe,

1) Faisceau *antérieur*, épicondylo-coronoïdien, faible ;

2) Faisceau *moyen*, épicondylo-cubital, composé de deux faisceaux qui entourent la tête du radius ;

3) Faisceau *postérieur*, épicondylo-olécrânien.

Le tendon tricipital est soulevé par la capsule tendue qui forme une hernie circulaire ou ovalaire des deux côtés de l'olécrâne et qui s'étend en bas. L'injection capsulaire s'étend entre l'olécrâne et l'épicondyle et se continue en bas transversalement vers le court supinateur, correspondant à la tête radiale. En dedans, le liquide va moins loin en bas, mais la poche est couverte par le nerf cubital, souvent irrité et rendu douloureux par compression.

Pendant le traitement comme pendant l'exploration, on maintient le coude fléchi, et l'on exécute des mouvements de pronation et de supination, en enfonçant les pulpes de ses doigts dans les sinuosités de la capsule de l'articulation.

La technique est la même que celle que nous venons de décrire (effleurage circulaire, pétrissage pinçant, écrasement, mouvements passifs, actifs et enfin mouvements avec résistance). Ayant l'anatomie de la région bien présente à l'esprit, l'emploi régulier de ces différentes manipulations n'est pas difficile.

4. — Epaule (Fig. 31).

Anatomie. — La capsule s'insère en haut sur les bords de la cavité glénoïde de l'omoplate et en bas autour du col huméral, descendant plus bas en dedans, mais en laissant libres les deux tubérosités. La gaine synoviale qui entoure le tendon du biceps dans la gouttière bicipitale communique avec la capsule articulaire. La capsule est renforcée ou plutôt remplacée au niveau des tubérosités interne et externe par les tendons des muscles sous-capsulaires, sus-épineux, sous-épineux et petit rond. On doit tout particulièrement observer

les bourses séreuses ; *une* sous-cutanée, la bourse
sus-acromiale, et *quatre* sous-musculaires, c'est-
à-dire situées plus profondément, savoir la sous-

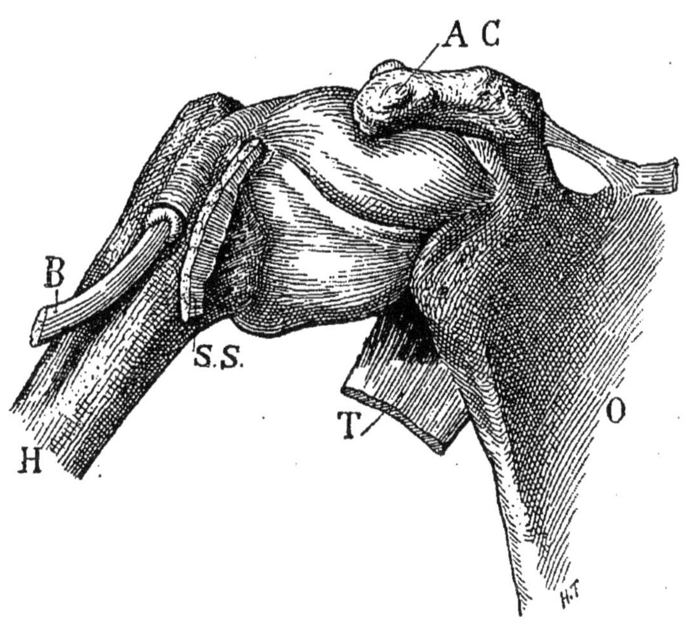

Fig. 31.

deltoïdienne, la coracoïdienne, la sous-scapulaire
et la bicipitale (Tillaux). La tonicité du deltoïde
contribue à maintenir le contact entre les surfaces
articulaires de l'articulation (Poirier).

Technique (1).

Il faut que vous observiez que le liquide qui tend pathologiquement la capsule de l'épaule proémine surtout en quatre points : a) en dessous et en dehors de l'apophyse coracoïde ; b) sous l'angle de l'acromion ; c) en dedans vers la paroi externe de l'aisselle ; d) entre les deux tubérosités dans la partie supérieure de la coulisse bicipitale.

On débute par l'effleurage et le pétrissage énergique du deltoïde pour continuer ensuite la manipulation principale : l'écrasement.

Pour être à même d'atteindre les quatre points

(1) Voici un fait dont j'ai souvenir et qui vous montrera ce qu'il convient de ne pas faire, quand on veut masser l'épaule.

J'entre un matin dans un service de chirurgie. Je vois un jeune homme occupé de l'épaule d'une femme ; tous deux restent debout au milieu de la salle. Les regards de l'opérateur errent autour des murs, tandis que ses pouces travaillent ; il devait ainsi, n'est-il pas vrai, rester absolument inconscient des douleurs qu'il provoquait chez la patiente.

Je m'approche et je dis : « Pardon, Monsieur, que faites-vous donc là ? »

« Mais, vous le voyez, je masse ! »

« Bien, fis-je, « qu'à donc votre malade ? «

« Mal à l'épaule ».

« Quel genre de mal ? »

« A vrai dire, je ne le sais pas ; ce doit être une luxation ou quelque chose d'approchant ».

Voilà, certes, un massage qui ne peut pas faire du bien, si même il n'est pas nuisible. Le masseur ignore ce qu'il fait ; sa malade n'est pas placée comme il convient, elle contracte ses muscles et, lui, les tripote sans ordre ni méthodes. Aussi est-ce là, vous l'avouerez, une occupation sans inté-

principaux de l'articulation, on place le bras du malade dans les différentes positions que voici :

a) La main du malade, reposant sur son dos, incline forcément *en avant* la tête humérale à la rencontre de la main qui masse.

b) Quand le sujet place la main du côté malade sur l'épaule saine, cette attitude rend *les parties postérieures* de la capsule (sous l'angle de l'acromion) plus accessibles.

c) Le malade plaçant sa main sur l'épaule la plus proche du masseur, l'aisselle du côté malade est débarassée et permet aux pulpes des pouces de s'enfoncer en avant et en arrière *de la partie inférieure de l'article* contre la paroi capsulaire, tandis que les autres doigts fixent la tête humérale. C'est là une manipulation assez douloureuse.

d) Dès que le bras du côté malade tombe librement en bas, on enfonce au milieu de l'épaule, dans l'interstice celluleuse du deltoïde, les pulpes des pouces dans la gouttière bicipitale *entre les deux tubérosités.* C'est là une manipulation assez douloureuse.

Entre les écrasements, ont doit intercaler l'effleurage et le pétrissage du deltoïde, et, après quelques séances, la sensibilité une fois diminuée,

dêt pour celui qui travaille comme pour la malade ; et ils aevaient souhaiter, tous deux, que la besogne se terminât ru plus vite !

on procède aux mouvements passifs et finalement aux mouvements actifs, et, vers la fin du régime suivi, aux mouvements avec résistance. Les mouvements à exécuter avec le bras sont : en avant, en arrière, abduction, rotation et circumduction. On peut finir par quelques mouvements de flexion et d'extension du membre supérieur.

La partie supérieure du deltoïde, sous l'épaulette, reprend aussi lentement qu'elle s'atrophie vite, et le traitement doit continuer jusqu'à ce que le bras reprenne la même ampleur qu'on constate dans le côté sain.

5. — Pied et articulation tibio-tarsienne.

Inspection. — Quand l'épanchement de l'articulation tibio-tarsienne est petit, il fait bomber la partie antérieure du cou-de-pied près des tendons extenseurs, de telle sorte que les fossettes normales de cette région, les dépressions prémalléolaires interne et externe, où la synoviale n'est recouverte que par un peu de graisse et de la peau, s'effacent plus ou moins. Plus prononcé, l'épanchement articulaire se montre au-dessous des malléoles et surtout des deux côtés du tendon d'Achille.

Palpation. — Pour palper la partie antérieure de l'article, on met le pied en flexion ; en extension

on parvient à mieux palper les parties postérieures.

L'appareil ligamenteux du cou-de-pied demande à être bien connu de qui s'occupe les différentes affections de cette région, spécialement
dans l'entorse de l'articulation tibio-tarsienne, où
le massage entre les mains des empiriques a fait
tant de miracles, et lésion pour laquelle le massage a aussi d'abord été accepté par les médecins.

L'appareil ligamenteux latéral *interne* est,
comme l'*externe*, composé de trois ligaments,
l'antérieur, le moyen et le postérieur ; les postérieurs, « tibio-astragalien et péronéo-astragalien »,
sont les plus forts. C'est l'antéro-externe qui est
souvent intéressé dans l'entorse du pied par adduction, et que l'on a appelé « le ligament de l'entorse par adduction », qui s'insère au col de l'as-
tragale. Mais dans le grand nombre d'os qui forme
le squelette du pied, il y a d'autres ligaments non
moins importants à connaître, si l'on veut vite
obtenir des résultats durables par le massage du
pied. Je vous rappelle tout spécialement le ligament en Y, « la clef de Chopart », qui réunit le calcanéum avec le scaphoïde et le cuboïde et le ligament inter-osseux astragalo-calcanéen, situé profondément entre les deux os, mais dont le tirail-
lement quelquefois a éveillé des désordres douloureux et difficiles à diagnostiquer et à soigner.

De prudents mouvements de glissement, de va-et-vient, des os entre eux, sont de bons mouvements dans les cas où ces ligaments sont intéressés.

J'en dirai autant du ligament calcanéo-cuboïdien, épais et composé de deux couches. Ce ligament est souvent intéressé dans les affections de la plante du pied, et la manipulation dont on se sert pour l'atteindre mérite bien le nom « d'écrasement ».

Le réseau lymphatique des orteils est plus riche à la face plantaire qu'à la face dorsale et forme quatre petits troncs collatéraux qui se dirigent vers un plexus lymphatique *dorsal* enchevêtré avec le plexus veineux. C'est ensuite sur la face antéro-interne du membre inférieur que l'on retrouve les troncs lymphatiques superficiels qui dérivent du pied, et là ils aboutissent aux ganglions *cruraux*.

Vous retrouverez à la main la même disposition, et il est rarement besoin de distinguer, dans la paume de la main, la division de ces rameaux en supérieurs, inférieurs, internes et externes (Sappey).

Notez bien la différence d'une affection articulaire et péri-articulaire, et rendez-vous compte si ce sont les ligaments ou bien les tendons avec leurs gaînes, qui forment l'état pathologique (par exemple, dans un cas d'entorse, si c'est une entorse vulgaire ou une entorse péri-articulaire).

Manuel opératoire.

On masse les orteils comme les doigts, en effleurant avec les pouces ; puis, on « écrase » les articulations digitales et métatarsiennes, pour finir par un pétrissage pinçant des parties musculaires).

Après ce massage préparatoire local, vient le traitement des gaînes par les pouces. C'est alors seulement que l'on procède au massage de l'articulation tibio-tarsienne par effleurage circulaire, montant sur la jambe jusqu'au genou. Ensuite vient l'écrasement, qui débute par le tendon d'Achille et passe derrière les malléoles pour finir sur le dos du pied. On s'attarde surtout autour du tendon d'Achille en arrière (1), et des tendons des extenseurs, en avant. Le pied une fois placé dans la position qui convient, on peut déplacer les tendons et, de cette façon, arriver à creuser en quelque sorte avec les pulpes des pouces au-dessous de ces tendons dans les sinuosités de l'articulation.

(1) Sur la face postérieure du tendon et de l'aponévrose. (N. B. Cas de synovite avec douleurs autour de cette bourse) (Poirier).

Entre les écrasements on intercale de larges effilurages, pour atténuer la sensibilité et faciliter la résorption de l'épanchement.

A mesure que la sensibilité diminue, on entreprend des mouvements passifs et plus tard actifs, auxquels on oppose finalement de la résistance, flexion, extension, pronation, supination et circumduction.

6. — Genou (Fig. 32).

Anatomie. — La capsule s'insère aux bords de la routule, sur les côtés du fémur, elle couvre les parties antérieures et latérales des condyles et en avant elle forme un grand cul-de-sac qui monte jusqu'à 5 centimètres et plus au-dessus du bord supérieur de la rotule (au-dessous du vaste interne, mais moins haut sous le vaste externe). En bas, la capsule s'insère sur les bords du plateau tibial.

Dans les différentes affections du genou et des régions voisines qui constituent des cas de massage, l'exsudat articulaire remplit surtout la partie antérieure de la capsule et soulève la rotule en remplissant plus ou moins le cul-de-sac supérieur. C'est par le plus ou moins de force du choc rotulien que l'on peut, avec un peu d'habitude, juger de la quantité de liquide (1/2 cuillerée à café, une cuillerée entière (= 5 grammes) etc., jusqu'à 600 grammes !). Si le gonflement de la synoviale monte plus haut que 5 centimètres au-dessus de la rotule, il est situé sur la ligne mé-

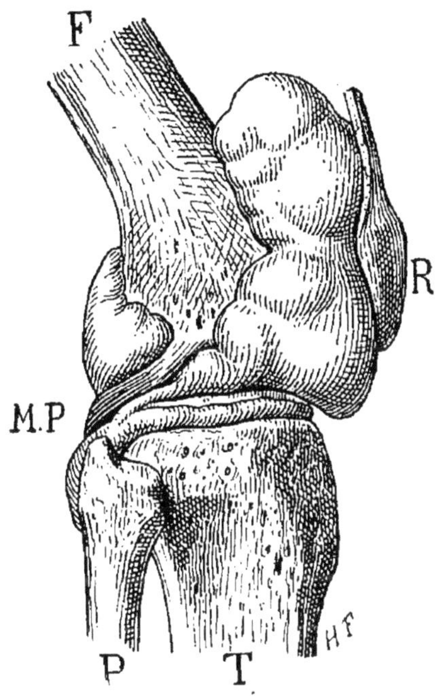

Fig. 32.

diane, et cela montre que la bourse séreuse sous-quadricipitale communique avec la synoviale du genou. Dans les cas d'inflammation hyperplasti-que chronique (1) (caractérisée par des amas fibri-neux), on trouve également le processus patholo-

(1) Arthrite plastique (Duplay).

8.

gique surtout développé dans ce cul-de-sac supérieur et des deux côtés de la rotule, entourant le ligament rotulien, ainsi que dans l'intervalle du fémur et le plateau tibial. Ne négligez jamais de combattre de bonne heure l'atrophie du quadriceps fémoral.

Technique.

On débute par un massage préparatoire de toute la cuisse et continue par l'effleurage circulaire jusqu'au voisinage du genou. Un exsudat du genou doit être poussé le plus haut possible, et il faut exécuter la compression entre les séances de massage de façon que les parties inférieures de la capsule restent vides, autant que faire se peut. La sensibilité extrême de la peau de la face antérieure du genou, surtout du côté interne et même de la peau de cet endroit, est occasionnée par l'irritation de nombreux filets nerveux, dont la plupart dérivent de la branche rotulienne du nerf saphène interne.

En cas d'exsudat fibrineux, c'est l'écrasement qui mène au but. On commence des deux côtés des culs-de-sac inférieurs, on monte près du ligament rotulien et jusqu'à l'interligne articulaire ; ensuite on suit cet interligne jusqu'au creux poplité, d'où on retourne vers la rotule, pour remonter finalement le long de la rotule jusqu'à la partie supérieure des culs-de-sac.

En pliant bien le genou, les pulpes arrivent profondément dans l'articulation près de la rotule, entre le fémur et le tibia. Mais, il faut avoir disséqué soigneusement et bon nombre de fois cette articulation, pour se hasarder dans la profondeur, où un ignorant s'exposerait à faire du mal.

Le creux poplité présente moins de difficultés pour le traitement. N'en ménagez pas moins, toutefois, le paquet vasculo-nerveux.

Enfin, on procède aux mouvements passifs, actifs et plus tard avec résistance (flexion, extension, circumduction) (1).

7. — Hanche

Le massage est difficile et fatigant, à cause des muscles épais qui couvrent cette région. En effet, ce n'est guère qu'en avant, auprès du couturier, et en arrière, entre le grand trochanter et la tubérosité ischiatique (éviter la compression de l'émergence du grand nerf sciatique, à peu près à mi-chemin entre ces deux points osseux), que l'on peut atteindre l'articulation coxo-fémorale.

(1) Il faut que le genou soit fléchi pour pouvoir exécuter ce dernier mouvement.

Mais c'est avant tout aux mouvements passifs et plus tard actifs que l'on doit avoir recours, mouvements qu'il faut entreprendre avec patience et persévérance, en pleine connaissance de l'anatomie de la région, et qui se composent de flexion, extension, abduction, adduction, rotation et circumduction.

Ici encore, une région où le diagnostic différentiel est très délicat entre une simple contusion avec lésion articulaire ou périarticulaire, le début insidieux d'une coxalgie ou une subluxation du fémur avec distension ligamenteuse, soit de nature congénitale ou traumatique, et où le masseur qui n'est pas sûr de son affaire fait mieux de s'abstenir. Je vous avoue que, bien que j'aie eu auprès de moi les sommités de la science médicale, j'ai quelquefois traité des cas de tuberculose, où mon travail a certainement fait plus de mal que de bien, parce que c'était de l'immobilisation qu'il aurait fallu. Et ce qui induit en erreur, c'est qu'au début, et pendant les premières séances, le malade éprouve un soulagement après le massage.

ABDOMEN (1)

Je ne parle que du massage abdominal dirigé contre la constipation. Heureusement pour vous, votre malade, généralement du sexe féminin, est maigre, avec une paroi flasque et relâchée. Je dis heureusement, parce qu'on tombe quelquefois sur des sujets gros et paresseux, qui ne veulent pas prendre suffisamment d'exercice, et dont la paroi est couverte d'une couche de graisse épaisse d'une dizaine de centimètres et avec une sangle abdominale tellement dure, que l'on ne sait par où la prendre.

Le but du massage est d'augmenter les mouvements péristaltiques et de dégager les scybales dures, dont le séjour dans l'intestin est souvent plus long qu'on ne s'imagine. En percutant et en palpant, on distingue bien les amas de fèces dans le gros intestin. Leurs lieux de prédilection sont : la région iléo-cœcale, le colon ascendant, l'angle splénique et l'S iliaque. La colonne de matières fécales, mises en mouvement par voie tout à fait mécanique, excite à son tour le mouvement péris-

(1) Pour plus de détails, voyez : *Le massage abdominal,* par de Frumerie, Paris, 1903.

taltique par voie réflexe. Mais ce traitement, ainsi en partie mécanique et en partie dynamique, agit aussi puissamment sur la muqueuse intestinale ou stomacale, en augmentant les sécrétions normales et en activant la faculté de résorption, tout en facilitant l'expulsion, soit des sécrétions anormales, soit des matières contenues dans ces organes. Les aliments qui pénètrent dans les voies digestives se mélangent mieux et plus complètement aux sucs qui doivent les transformer, et les selles deviennent plus régulières.

Je ne parle pas de l'atonie intestinale, qu'il faut combattre par une excitation toute spéciale des plexus sympathiques (plexus coeliaque et plexus splanchnique) qui facilite la circulation de retour et combat la stase veineuse (1). Pour la vibration du plexus coeliaque et du plexus splanchnique, on enfonce prudemment le bout des doigts, tenus raides, jusqu'à la colonne vertébrale, afin de pouvoir, grâce à cette manipulation sur un fond solide, exécuter le mouvement vibratoire du nerf. Le premier de ces nerfs se trouve à mi-chemin entre l'ombilic et l'apophyse xiphoïde du sternum ; le second également au milieu d'une ligne réunis-

---

(1) Quoiqu'en ait dit *af Kleen*. Mais, le centre de l'excitation réflexe des mouvements péristaltiques se trouve, d'après *Erb*, dans la moelle lombaire. Voilà pourquoi il faut, dans des cas d'atonie intestinale, faire la vibration profonde et le tapotement de la région lombaire.

s̓ant l'ombilic au milieu de la symphyse pubienne. On arrive difficilement à produire ces vibrations du sympathique pendant les premières séances ; il faut que le malade ait confiance dans le mode de traitement adopté, et que le masseur utilise les fortes inspirations du malade pour arriver à enfoncer les doigts assez profondément.

Mais ce massage est délicat et demande beaucoup d'expérience pour être entrepris. J'en dirai autant du traitement manuel du foie, de la vésicule biliaire et du cœcum (1), qu'on ne saurait entreprendre avant d'être bien sûr de soi.

Mezger et v. Mosengeil ont aussi fait ressortir que le massage abdominal est un art véritable qui demande de longues études et une pratique plus longue encore.

Position du malade et de l'opérateur (Fig. 33). — Le malade est placé dans la position de la femme sur laquelle on a à pratiquer le toucher bimanuel, et il n'est nullement besoin dans la circonstance de mettre le malade à nu. Cependant dans des cas tout à fait délicats, on masse *direc-*

(1) Le massage du foie et de sa vésicule biliaire dans les affections hépathiques (voyez de Frumerie *Thèse*, Paris, 1901), de la région cœcale en cas de rein mobile, appartient à un tel degré d'instruction médicale et d'exercice manuel, qu'un masseur serait en faute d'en tenter l'application ; aussi ne convient-il pas d'en faire même une simple mention dans un cours aussi élémentaire que celui-ci.

tement sur la peau et on se sert, par conséquent, de la poudre. Avant la séance, il faut s'assurer que le malade ait satisfait ses besoins, principa-

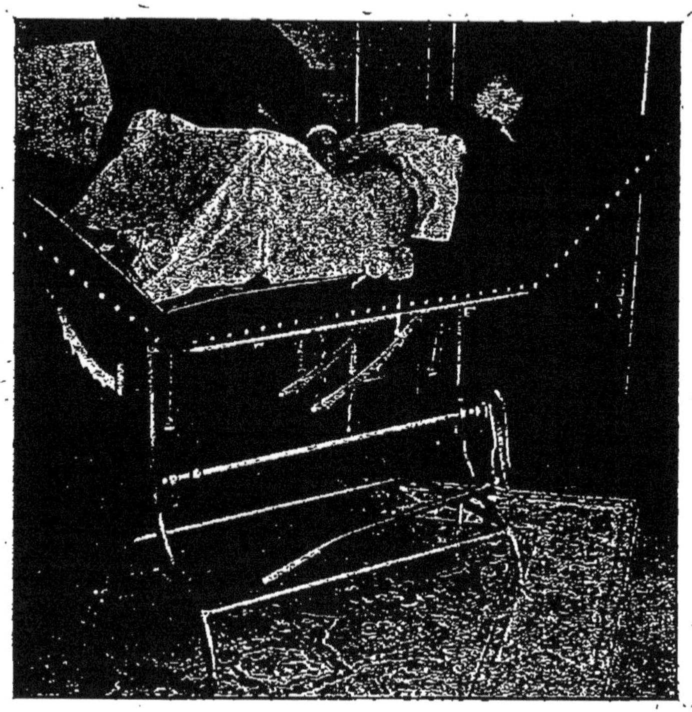

Fig. 33

lement afin d'éviter de toucher une vessie pleine.

J'insiste sur la position des bras, qui ne doivent pas être placés au-dessus de la tête.

La position est choisie de façon à faciliter le *relâchement des téguments*. Pourtant, quand on doit exécuter le foulage transversal, il est bon, pour avoir plus de place pour ses mains, de laisser le sujet étendre plus ou moins ses jambes.

L'opérateur se place du côté droit du malade, en écartant ses propres genoux pour mieux s'approcher du malade, qui doit se placer au bord du lit, le plus près possible de l'opérateur.

Technique

Le massage préparatoire local est dans ce cas indispensable, surtout si le malade est chatouilleux.

Sans quoi, on n'arrive à rien, et j'ai eu des malades que je n'ai pu masser dans le vrai sens du mot qu'après plusieurs séances, en raison même de la paroi abdominale. Rappelez *souvent* au sujet de *relâcher la paroi.* On fait l'effleurage dans des grands cercles à l'aide des deux mains, en commençant à la symphyse pubienne et en procédant par une pression, graduellement augmentée, dans la même direction que suivent les aiguilles d'une montre, c'est-à-dire dans le sens physiologique des matières fécales.

Il faut bien distinguer le massage de l'intestin de celui de la paroi ; le massage agit, en effet, et sur les fibres striées des muscles de l'abdomen, et sur les fibres lisses de l'intestin. Dans l'épaisseur de cette dernière, on ne doit pas omettre d'écraser, entre les lobules graisseux, des indurations qui souvent se trouvent dans le tissu conjonctif sous-cutané (cellulites, panniculites comme on les appelle en Suède), des indurations, qui, en irritant les terminaisons nerveuses, éveillent des douleurs qui ne tourmentent pas seulement les névropathes.

Les parois relâchées, on procède à *un pétrissage profond* avec les deux mains vigoureusement enfoncées, mettant de temps à autre l'une de ses deux mains sur la seconde. Ce mouvement a pour but de détacher les scybales dans l'intestin. On commence par la fosse iliaque *gauche*, où l'on s'attaque à l'S iliaque pour atteindre successivement les différentes parties du colon (descendant, transvers, ascendant) jusqu'au cœcum, en ayant soin toujours *de pousser ce qu'on sent se mouvoir sous les doigts vers l'S iliaque*. C'est le même mouvement en zigzag que nous avons décrit pour le pétrissage d'un muscle. Mais, pour exciter le mouvement péristaltique, il ne faut pas non plus négliger l'intestin grêle, c'est-à-dire qu'on doit faire un mouvement identique au milieu de l'abdomen. C'est pour l'intestin grêle et la paroi simultanément que l'on a proposé *le foulage transversal* c'est-à-dire des mouvements de bascule, amenant toute la masse intestinale de gauche à droite et ensuite en sens contraire, successivement.

On ne peut pas pousser à une évacuation avant que

l'S iliaque n'ait vidé son contenu dans le rectum. Si cette partie du rectum reste paresseuse, mieux vaut apprendre au malade la gymnastique rectale que d'exécuter des vibrations interne de l'ampoule rectale.

Après quelques mouvements de pétrissage profond, on intercale des effleurages pour calmer le malade, auquel les premiers pétrissages profonds sont plutôt désagréables.

Ensuite, on procède au *pétrissage circulaire* énergique et profond. Pendant ce mouvement, on sent chez les personnes maigres, et la colonne vertébrale (avec les pulsations de l'aorte à gauche) et l'os iliaque sur les deux côtés. Il va sans dire que l'on ne doit pas presser le squelette — ni le rebord costal, ni l'os iliaque, ni le pubis — ce qui est susceptible de provoquer des douleurs inutiles, sans profit aucun.

Ce pétrissage, le masseur l'exécute en imprimant un mouvement de rotation à son articulation scapulo-humérale ; mais les coudes, les poignets et les doigts doivent rester presque raides. On met l'une des mains au-dessus de l'autre pour obtenir plus de force.

Je déconseille absolument le tapotement du ventre ; trop léger, « à l'air comprimé » (!), comme on dit, il ne sert à rien ; et trop fortement appliqué, il est certainement très dangereux. Mais il est favorablement remplacé par « le grattage » et la vibration superficielle et profonde (pas continuée pendant trop longtemps — quelques minutes seulement et espacées), exécutées, cette fois, avec la main entière appliquée à plat et les doigts écartés sur le ventre, quand on veut exciter les fibres lisses de la musculature de l'intestin et surtout influencer le remplissage des vaisseaux de l'intestin. La vibration ne doit pas être appliquée pendant longtemps sur la poche stomacale, dont la vibration sous les fausses côtes gauche, est le mouvement qui convient le mieux pour combattre la diarrhée.

Mouvements actifs. — Il y a surtout trois mouvements qui facilitent la défécation, en agissant presque uniquement sur la sangle abdominale, à savoir :

1) Le redressement du tronc avec appui sur les jambes, le sujet étant couché ;

2) La circumduction du tronc ; dans l'attitude
3) La marche sur place, en sou-levant bien les genoux. « aile-fourche-debout ».

Ces mouvements s'exécutent à la fin de la séance, et on engage le malade à en exécuter chez lui de semblables à plusieurs reprises par jour, et spécialement le matin et le soir.

Tenez compte de l'heure des séances par rapport

aux repas et interrompez après vingt jours : repre-
nez après une huitaine. De cette façon on empêche
que l'intestin ne devienne pas paresseux ou s'ha-
bitue au traitement manuel et en devient dépen-
dant.

MASSAGE GÉNÉRAL (1)

Dans plusieurs maladies générales et constitutionnelles, comme l'anémie et la chlorose, pendant la convalescence des maladies graves, différentes maladies spécifiques, diverses névroses, le
diabète et la goutte, un massage général rend
de grands services aux malades.

Le procédé doit, comme toujours, être approprié
au cas, ce qui demande surtout dans les névroses
beaucoup de jugement et d'habitude.

On commence par le massage de l'abdomen,
dont l'influence sur l'état général est si grande.
Pour le reste je me borne à mentionner qu'on procède des pieds vers la tête, en employant toutes
les manipulations indiquées au début de ces conférences (beaucoup d'effleurages, et des vibrations
à titre exceptionnel), et que toutes les parties du
corps soient tour à tour manipulées. L'opérateur

(1) Pour plus de détails voyez : *Le massage pour tous*,
par de Frumerie, Paris 1903.

doit cependant toujours procéder dans un certain ordre, et le même pour ne rien oublier.

Il place le sujet successivement dans le décubitus dorsal et ventral ; cette dernière attitude surtout pour bien soigner le dos. Si le sujet est gêné du côté de l'appareil respiratoire, ainsi que dans des cas très douloureux de lumbago, mieux vaudrait le traiter dans le décubitus latéral.

Finalement, on apprend au malade à exécuter chez lui des mouvements libres, matin et soir, pendant qu'il fait sa toilette. Je me sers souvent de l'ordonnance suivante :

Attitude :	*Mouvement :*
1) Aile-debout.	Balancement sur la pointe des pieds et les talons.
	Serrer et ouvrir les pieds sans déplacer les talons.
2) Aile-debout.	Abaissement et redressement du corps en quatre temps.
3) Tendu-serré debout.	Flexion du tronc sur les côtés.
4) Aile-fourche-debout.	Circumduction du tronc.
	Torsion du tronc à droite et à gauche.
5) Fourche-debout.	Soulèvement des bras (en avant en haut, en arrière et en bas), avec respiration profonde.
6) Aile fourche-debout.	Circumduction de la tête.

J'attire tout particulièrement votre attention sur l'effet délassant du massage (lutteurs, coureurs, jockeys, hommes de sports), (escrime, lutte, boxe, cyclisme, automobilisme, équitation, etc.).

Quant au massage du *cœur*, des *yeux*, des *oreilles* et celui qui touche la *gynécologie* (Méthode Thure Brandt) je me contente d'en faire mention, afin de vous donner une idée de l'extension qu'ont prise de nos jours la massothérapie et la kinésithérapie.

FRACTURES RÉCENTES

Un champ d'exploration tout nouvellement et solidement conquis par le massage, c'est le traitement des fractures récentes, et je tiens à vous en parler, pour que vous soyez à même de comprendre cette question, sur laquelle les opinions ont été jusqu'ici divergentes (1).

(1) Gourewitch (Thèse de Saint-Pétersbourg, 1898), qui a fait une série d'expériences en fracturant les membres chez des chiens, a constaté, que le massage précoce diminue la douleur, facilite la consolidation, n'amène qu'un déplacement minime des fragments, rend le cal plus solide et moins difforme, et fait disparaître les épanchements séreux et sanguinolents, qui retardent la consolidation. Le cal se forme dans les deux cas, c'est-à-dire *sans* et *avec* massage, au point de vue histologique, de la même façon, à savoir que : né du feuillet ostéogénique du périoste, le *tissu cellulaire primordial* se différencie de ce tissu cellulaire ostéoïde, puis se transforme en *tissu chondroïde* près du lieu de la fracture. C'est finalement le *tissu osseux* qui remplace ces deux variétés de tissus.

Je vous rappelle d'abord que, pour se servir avantageusement d'une arme thérapeutique, il vous faut une certaine expérience, pour que son maniement vous soit en quelque sorte familier. Il vous faut ensuite bien connaître le tempérament du malade, car rien n'est plus variable que le temps qu'il convient de consacrer à la consolidation du membre soigné. Du reste, cette consolidation dépend, pour beaucoup, du siège et de la nature de la fracture.

Ce qui est certain, c'est que la guérison par l'ancienne méthode avec immobilisation prolongée exigeait plus de temps et provoquait des atrophies musculaires, des raideurs articulaires et de mauvaises positions provenant souvent de ce que l'on oubliait le malade dans son plâtre, et, quand il quittait l'hôpital, il lui arrivait trop fréquemment, en conséquence, d'avoir un membre à peu près inutilisable.

Je n'entends pas par là interdire une immobilisation de quelques jours, et j'appelle là-dessus tout particulièrement votre attention.

Il faut aussi se réserver pour les fractures exposées, où le point capital consiste dans le pansement de la plaie et où souvent l'élévation de la température impose des soins spéciaux.

Mais supposez la peau intacte et même dans les fractures comminutives le massage est le traitement le plus convenable.

Lucas-Championnière est le premier en France qui ait été l'ardent partisan de ce mode de traitement des fractures. C'est lui qui a professé que : « l'immobilisation (dans beaucoup de cas) n'est pas seulement inutile, mais qu'elle est même nuisible ». De petits mouvements des fragments de la fracture, provoqué pour le massage *favorisent la consolidation*, par l'excitation mécanique qui facilite la formation du cal. Les douleurs disparaissent, l'atrophie musculaire et la raideur articulaire ne se produisent pas, et l'on est à même d'observer constamment le membre et prévenir la déformation. Tout cela fait que l'impotance fonctionnelle n'est que passagère avec ce traitement.

— Voici le procédé qui, à mon sens, entraîne le plus rapidement et avec le plus de certitude une complète guérison. Après un diagnostic minutieux, on s'efforce de rendre au membre fracturé sa forme normale par de légères tractions, en engageant le blessé à bien relâcher ses membres. Par des pressions digitales sur les points proéminents, on cherche à ramener les extrémités osseuses et les esquilles, s'il y en a, dans leur position normale (« la coaptation des fragments »). On fait ensuite une légère compression, on met le membre dans une gouttière ou sur une attelle en fil de fer, garnie d'ouate, et on cale le membre de façon à lui laisser autant que possible la forme normale. Une bande en tarlatane maintient le membre dans la gouttiére. Souvent on se sert de l'extension du membre par des poids.

Si le membre est très enflé sans cependant être trop sensible, on peut même dès le début faire un large effleurage, et cela *facilite le diagnostic* en dissipant l'enflure.

Généralement, on laisse le membre au repos comprimé dans la gouttière pendant quelques jours. Pendant ce temps on fait « le massage préparatoire à distance » qui empêche l'atrophie, résorbe les épanchements et atténue la douleur. Ce temps écoulé, on applique un appareil plâtré qui puisse permettre un court massage une ou deux fois par jour, et cet appareil lui-même s'enlève au bout de quelques jours durant les séances de massage.

Ce massage a pour but de faire disparaître la douleur et les soubresauts dans les fractures de jambe, facilite l'absorption des extravasats, excite la circulation qui augmente la formation du cal, en vivifiant les tissus, et combat l'atrophie musculaire.

A propos de ce genre de massage il ne faut pas oublier les » appareils de marche », qui rendent service dans certains cas, mais qui sont *très difficiles à bien appliquer*.

Fractures de la rotule. — Je veux, pour terminer, faire connaître mon sentiment sur le massage dans *les fractures de la rotule*. Je néglige à dessein de parler de la suture osseuse et des griffes de Malgaigne, et m'en tiens au traitement par massage et mobilisation, préconisé d'abord par le docteur hollandais Tilanus.

La conservation ou la rupture des ailerons rotuliens et l'état de l'appareil ligamenteux du genou dont la rotule est fracturée jouent un rôle capital quand on a à juger le traitement et à prononcer un pronostic pour le malade (Poirier).

Les ailerons intacts, l'écartement des fragments est moins considérable, et l'on peut se contenter de maintenir, entre les séances de massage, les fragments en place par une bande dont une partie forme comme un 8 de chiffre. Par une demi-gouttière plâtrée postérieure, on protège le paquet vasculo-nerveux du creux poplité contre la compression douloureuse et défavorable pour la nutrition.

Mais si les ailerons sont rompus, il est généralement nécessaire de s'occuper de suite de l'épanchement (hydarthrose ou hémarthrose) et de l'inflammation articulaire. Alors, le massage se borne pendant les premiers jours, au maintien en état normal du quadriceps. On masse d'une main, pendant que l'autre maintient le fragment supérieur de la rotule fracturée.

Le malade reste alors couché. Pendant le premier jour, on applique des compresses froides pour combattre l'hémarthrose et arrêter le suintement des tissus déchirés, et on donne ensuite deux séances de massage par jour, de 10 minutes chacune, en s'étendant graduellement des côtés de l'article vers son centre, l'endroit de la fracture.

Au bout de quelques jours, on pratique la mobilisation graduelle et méthodique de l'article (Bouilly) et après une semaine on laisse le malade commencer à marcher.

L'application de la bande légèrement compressive entre les séances est de la plus haute importance, et il est même sage d'appliquer l'appareil de façon à empêcher le malade, pendant les premiers essais de marche, de plier son genou (Rieffel).

— J'ai l'habitude, aussitôt après la résorption de la plus grande partie des liquides épanchés, de faire un moulage en plâtre du genou, pendant que l'on maintient les fragments en place. Sur un plâtre solide, moulé dans cette forme, j'estampe une feuille en plomb (épaisse de quelques millimètres), dans laquelle j'ouvre une fenêtre au niveau du trait de la fracture. Cet appareil en plomb maintient bien les fragments en place et rend la solidité au genou pendant les premiers essais de marche, grand avantage pour des malades peureux.

Fracture de la clavicule. — On doit commencer

à masser dès que le diagnostic est posé. Pour bien maintenir réduite la fracture entre les séances quotidiennes, ou mieux encore bi-quotidiennes de massage, je fais un moulage en plâtre sur toute l'épaule pendant qu'un aide maintient la coaptation des fragments. En donnant une épaisseur considérable (5 bons centimètres) à ce moulage, son poids maintient la fracture réduite dans le sens vertical, ce qui est le plus difficile à obtenir ; l'épaule est portée en dehors et en arrière par l'appareil de *Sayre*, qui fixe aussi l'appareil plâtré que l'on revêt d'ouate pour garantir le malade du froid.

CONCLUSIONS

Avant de terminer ces conférences sur le massage, j'estime qu'il est de mon devoir de vous signaler en quelques mots :

1) *Les beaux cas de massage*, expression dont je me suis quelquefois servi ;

2) *Les cas difficiles*, où il faut, outre une grande pratique du massage, de l'expérience et un fond d'instruction médicale, que seul peut posséder un médecin-spécialiste ; ce sont là des cas que vous ne devez pas entreprendre, parce que votre responsabilité pourrait y être sérieusement engagée ;

3) *Les cas* où l'on masse pour *soulager le malade*, sans prétendre le guérir ;

4) *Les contre-indications*, où le massage ne donnerait rien, et où il serait dangereux ou même nuisible.

I. — Beaux cas

a) Entorses du pied (1) ;

b) Atrophie musculaire ;

c) Rhumatisme musculaire (« douleurs ») (indurations dans les muscles, les aponévroses et le tissu conjonctif sous-cutané) (2) ;

d) Synovite et ténosynovite (épanchements dans les gaînes des tendons, du genou, hydarthrose, hémarthrose) ;

e) Raideurs articulaires (fausse ankylose), souvent occasionnées par l'immobilisation trop prolongée ;

f) Affections péri-articulaires spontanées, à frigore ou après la réduction des luxations ;

g) Traitement post-opératoire (chirurgical ou orthopédique) ;

h) Retards de consolidation dans les fractures fermées (du radius, du cubitus, de l'olécrâne, de

(1) Mezger les divise en trois groupes :
    1° *Entorse simple*, caractérisée par la distension sans rupture de liens fibreux articulaires ;
    2° *Entorse compliquée de déchirure* des ligaments et des tendons ;
    3° *Entorse compliquée de fracture* des extrémités osseuses articulaires.

(2) Appelés en Suède : myites ; aponévrosites, panniculites ; leur nature intime est inconnue.

l'humérus, du fémur, de la rotule, de la jambe, du péroné, des doigts, etc.) ;

i) Torticolis rhumatismal ;

j) Contusions, ruptures musculaires.

II. — Cas difficiles

a) Massage abdominal (contre constipation, atonie intestinale, dilatation et ptose, etc., coliques, diarrhée) ;

b) Massage des organes des sens (oreilles, yeux) ;

c) Massage du larynx, du pharynx, du cou, du nez (coryza) ;

d) Massage en gynécologie ;

e) Massage contre les névralgies (« lumbago », « sciatique », céphalalgie, douleurs dans la région de nerf radial) ;

f) Périarthrite rhumatismale chronique ;

g) Inflammation de certaines bourses séreuses ;

h) Troubles circulatoires (maladies de cœur, phlébites, etc.) ;

i) Paralysie d'origine centrale « hémiplégie », contracture) (1) ;

(1) Ne doivent pas être *massées* dans le vrai sens du mot, mais traités avec des mouvements, pour empêcher l'ankylose,

j) Chorée ;

k) Maladies professionnelles (crampe des écrivains, etc.) ;

l) Tarsalgie des adolescents ;

m) Suites de pleurésie ou de pneumonie ; asthme, emphysème ;

n) Scoliose, cyphose, lordose.

III. — Cas de soulagement

a) Arthrites (aiguë, chronique, rhumatismale, goutteuse, déformante, blennorrhagique) (1) ;

b) Rhumatisme articulaire ;

c) Ankylose ancienne et serrée de l'épaule, du coude, du poignet, des doigts, de l'articulation coxo-fémoral (de la hanche, du genou, etc.) ;

d) Maladies constitutionnelles (anémie, obésité, goutte, diabète, certaines maladies du foie, etc.) ;

IV. — Contre-indications absolues

a) Toutes les suppurations ;

b) Affections tuberculeuses.

— Il me reste à vous remercier de l'intérêt que vous avez porté à mes conférences. Je me suis

---

(1) Menace souvent d'ankylose ; quelquefois bénignes. on dirait qu'il y a des gonocoques de virulence différente.

bien rendu compte, avant de commencer, de la difficulté de ma tâche ; en effet, on manque absolument de bons traités sur le massage, et il est difficile d'exposer théoriquement et devant un grand auditoire, d'une manière concise et cependant intelligible, un art aussi pratique que le massage.

J'ai fait mon possible pour vous apprendre ce que doivent être *les premiers pas* dans ce métier qui chaque jour gagne du terrain dans le traitement des maladies, mais dont l'emploi rationnel est encore une exception. C'est donc l'ignorance qu'il faut combattre, et je me sentirai pleinement récompensé de ma peine, si je puis constater à l'avenir, dans les différents services, une exécution raisonnée du traitement manuel. Bien exécuté, il soulage et guérit bien des souffrances humaines, devant lesquelles jusqu'ici la médecine et la chirurgie étaient demeurées impuissantes !

TABLE DES MATIÈRES

IMPRIMERIE F. DEVERDUN, BUZANÇAIS (INDRE)

www.ingramcontent.com/pod-product-compliance
Ingram Content Group UK Ltd.
Pitfield, Milton Keynes, MK11 3LW, UK
UKHW021932070726
13614UKWH00001B/384